CAROLINE ADLER
MARGUERITE THOMAS

Cómo dejar de fumar y no engordar

bolsiTEMAS • 10

Ediciones Temas de Hoy

ACERCA DE LAS AUTORAS

Marguerite Thomas es colaboradora de la revista *Prevention* y autora de un libro de cocina *The Elegant Peasant*. Caroline Adler ha colaborado en *Queen-Harper's* y *London Life*, y actualmente trabaja como escritora *free-lance* y directora de vídeos en Nueva York.

El asesor Joël Grinker, doctor en Medicina, es director del Departamento de Nutrición Humana de la Universidad de Michigan.

Las autoras y el editor de este libro no son médicos y no están autorizados a ofrecer asesoría médica. La información de este libro ha sido reunida para uso del lector. Dicha información no se ofrece en calidad de recomendación o respaldo de individuo, institución o producto alguno, ni tampoco pretende sustituir una consulta particular con su médico. Las autoras y el editor declinan cualquier responsabilidad derivada directa o indirectamente del uso de este libro.

Para la impresión de este libro se ha utilizado papel ecológico sin cloro.

Colección: BOLSITEMAS

Paseo de la Castellana, 93. 28046 Madrid
Título original: *Stop Smoking without Gaining Weight*
Publicado originalmente por Pocket Books,
división de Simon & Schuster Inc. Nueva York
Traducción: Marta Heras
Diseño de colección: Rudesindo de la Fuente
Primera edición: junio de 1993
ISBN (edición estadounidense): 0-671-66083-7
ISBN (edición española): 84-7880-279-7
Depósito legal: M. 15.333-1993
Compuesto en Puntographic, S. A. L.
Impreso en Grafiris Impresores, S. A.
Printed in Spain - Impreso en España

INDICE

PREFACIO

Dado que muchas personas efectivamente aumentan de peso al dejar de fumar, resulta importante diseñar por anticipado un plan para no engordar unido a la estrategia para abandonar los cigarrillos. Este libro ofrece unas normas seguras y eficaces con las que hacer frente tanto al problema del abandono del tabaco como al del posible aumento de peso.

El director de Salud Pública de Estados Unidos ha reconocido por fin que fumar es un trastorno adictivo. La adicción, desde luego, está relacionada con el contenido en nicotina de los cigarrillos. Los datos recientes indican que el número de adultos fumadores ha disminuido, pero que un número importante de jóvenes, sobre todo mujeres, están empezando a fumar. La publicidad del tabaco, con sus imágenes de seres delgados y sofisticados, podría ser una de las razones que inducen a fumar a las mujeres jóvenes. Pero, al igual que la mayoría de los hombres y mujeres de más edad que fuman, también a ellas les resultará difícil dejarlo.

Dejar de fumar es de importancia vital para disminuir el riesgo de contraer enfermedades cardiovasculares, sufrir de hipertensión o padecer cáncer de pulmón. Pero muchas personas no dejan de fumar por miedo a ganar peso. Dejar de fumar puede salvar nuestras vidas, pero también resulta duro y doloroso. *Cómo dejar de fumar y no engordar* formula una propuesta bien elaborada para el abandono del tabaco y tiene en cuenta el generalizado temor —especialmente entre las mujeres— al supuestamente inevitable aumento de peso.

El hábito de fumar cigarrillos está relacionado con una disminución del peso corporal y con la facilidad en el gasto de calorías. Estos efectos han sido atribuidos a diversas causas, como la reducción del consumo de calorías, un incremento de la velocidad metabólica, mayor actividad del sistema nervioso simpático y menor eficacia en el almacenamiento de calorías. Un análisis de las consecuencias de fumar para el metabolismo le ayudará a comprender el menor peso corporal de los fumadores y el frecuente aumento de peso tras el abandono del tabaco.

Los estudios han demostrado que el abandono del tabaco produce una disminución real y ponderable de la velocidad metabólica, una mayor eficacia calórica o de almacenamiento de grasas y un aumento del apetito.

Sin embargo, estos estudios no son concluyentes; es necesario examinar a un mayor número de individuos y por periodos de tiempo más prolongados.

Aunque está claro que un alto consumo de calorías puede producir aumento de peso, la disminución de la velocidad metabólica o la mayor eficacia en el almacenamiento calórico pueden ser los factores más significativos del aumento de peso. Por lo tanto, la persona que ha dejado de fumar no presenta muchas diferencias con el individuo que sufre de obesidad; con frecuencia ambos experimentan una reducción de la velocidad metabólica y sienten que se ha restringido su provisión de calorías.

Es evidente que la información y la preparación resultan esenciales para que el fumador abandone con éxito su hábito. Este libro proporciona información útil sobre las técnicas de abandono del tabaco y los cambios de actitud necesarios. Tiene en cuenta las cuestiones dietéticas y propone un programa de alimentación que puede incorporarse como parte de la estrategia a utilizar contra el aumento de peso provocado por el abandono del tabaco. La dieta puede seguirse sin problemas, pues no supone una drástica reducción en el consumo de calorías. Al recomendar una completa gama de alimentos, este programa evita los riesgos de posibles deficiencias alimenticias, y lo que es más importante, este libro recomienda ejercicio en lugar de una dieta baja en calorías como medio para no engordar.

Hoy en día la mayoría de los expertos en el tema del control del peso están de acuerdo en que el ejercicio físico es la manera más segura y eficaz de prevenir el aumento de peso.

Estimulando al lector a considerar previamente algunas cuestiones sobre el aumento de peso, este libro puede ayudar a evitar las drásticas dietas que a menudo siguen algunas personas cuando descubren que han engordado después de dejar de fumar. La información sobre el cambio de actitud, las cuestiones alimenticias y el ejercicio incluida en esta obra servirán para informar y preparar al lector serio. Armado con el conocimiento de los efectos físicos y psicológicos que se producen al dejar de fumar y de los efectos benéficos del ejercicio y de una alimentación adecuada, el fumador tiene todas las garantías de éxito en su esfuerzo por abandonar el tabaco.

Doctor Joël A. Grinker
Profesor y director
del Programa de Nutrición Humana,
Escuela de Salud Pública,
Universidad de Michigan
Ann Arbor, MI

PROLOGO

Confesiones de una ex fumadora

No me considero una persona especialmente autodestructiva. Probablemente usted tampoco tenga esta opinión de sí mismo. ¿Cómo se explica entonces que hasta hace poco ignoráramos las evidencias y continuáramos con un hábito que sabemos que es malo para nosotros, y que podría matarnos?

Los motivos por los que fuma la gente constituyen uno de los grandes misterios del siglo XX, y se ha dedicado mucho tiempo y dinero a intentar resolverlo. Esa es una de las razones por la que éste es un buen momento para dejar de fumar. Ya se han refutado muchos conceptos erróneos, por ejemplo: la idea de que la gente sigue fumando porque no tiene fuerza de voluntad. En la actualidad se cree que la complicada interacción de los productos químicos en el cerebro es un factor clave para explicar por qué no podemos controlar nuestros aparentemente ingobernables impulsos.

Cuando, hace unos diez años, intenté dejar de fumar por primera vez, amigos bienintencionados me aconsejaron que comiera un caramelo cada vez que sintiera la necesidad de fumar. Una desapacible mañana de enero corté por lo sano. Comía alrededor de treinta caramelos ácidos al día, me sentía increíblemente deprimida y reincidí en menos de tres meses. Además engordé siete kilos. ¿Le sorprende?

La conmoción que sentí al levantarme una mañana y verme convertida en un anuncio de Michelin me empujó a volver a fumar inmediatamente. Dejé de comer caramelos; perdí peso y exhalé un suspiro de alivio con la primera bocanada de humo.

Mi segundo intento de dejar de fumar se produjo tras un ataque de gripe hace cinco años. Entonces tenía, o eso creía, una idea más clara del problema. Decidí resignarme al inevitable aumento de peso (esta vez de unos cuatro kilos). Después de casi un año sin fumar creí que no supondría ningún riesgo dar una o dos caladas furtivas al cigarrillo de mi «media naranja». Cada vez que él encendía un cigarrillo, yo daba una calada. ¡Desastre total! Tres semanas más tarde estaba fumando una cajetilla y media diaria y refunfuñando con aire defensivo que lo que cuenta es la calidad de vida y no la cantidad. En mi fuero interno me sentía terriblemente mal. Creía que mis años de entrenamiento como bailarina me habían dado un cierto control sobre mi cuerpo. Creía que los años que había dedicado a escribir me habían dado un cierto control sobre mi mente. Y sin embargo, las pruebas eran concluyentes: no podía dejar de fumar. ¿Por qué?

Ahora estoy convencida de que fracasé porque no comprendía la naturaleza de mi hábito. No consideraba los cigarrillos como una droga ni a mí misma como una drogadicta. Ahora sé que la nicotina es una droga altamente adictiva y que el proceso de adaptación psicológica necesario para abandonar un hábito es tanto o más arduo que el de el indispensable ajuste fisiológico.

De manera que en mi tercer intento decidí prepararme para dejar de fumar del mismo modo que un atleta se prepara para una carrera importante: entrenándome.

Se me ocurrió que dejar de fumar debería ser, idealmente, un proceso en tres fases. En primer lugar, un periodo durante el que entrenaría cuidadosamente mi mente y mi cuerpo para que me aceptaran como no fumadora; en segundo lugar, un periodo para dejar de fumar durante el cual aprendería a resistir las presiones físicas y psicológicas de los síntomas producidos por la abstinencia; y por último —y esta etapa es la que con mayor frecuencia se pasa por alto—, tenía que añadir al proceso de dejar de fumar un periodo de mantenimiento. Esta vez estaba decidida a evitar las recaídas.

Estas tres fases también tenían que combinarse con la prevención del otro gran obstáculo a la hora de dejar de fumar: el aumento de peso. ¿Cómo podía renunciar a la nicotina sin desarrollar una adicción a la comida al mismo tiempo?

Al dejar de fumar estaba oponiéndome a mis instintos más básicos. Me estaba negando el placer y la gratificación inmediatos y eligiendo un súbito malestar físico y mental. La mayoría de nosotros tendemos a hacer las cosas exactamente al contrario.

Mientras realizaba investigaciones para este libro aprendí mucho sobre la naturaleza de la adicción y cómo la neuroquímica del cerebro puede sabotear incluso a aquellos que se sienten más fuertemente motivados. Cuanto más aprendía, más metafísica se volvía mi lucha. Empecé a pensar en términos de «enemigo interior». Los centros de placer de mi cerebro estaban enzarzados en un mortal combate contra mi voluntad.

Estaba claro que la compulsión de fumar está estrechamente relacionada con la compulsión de comer, y esto por varias razones. En realidad, el tema de abandonar un comportamiento compulsivo es tan complejo y tiene tantas facetas diferentes que se hizo evidente que para llevar la tarea a buen fin no bastaba con una solución. En lugar de buscar una gran solución única descubrí que una serie de soluciones menores y diversificadas tenían más probabilidades de éxito.

En este momento hace dieciséis meses, cuatro horas y trece minutos que dejé de fumar, y sigo sin hacerlo. Hasta hoy no he engordado ni un kilo. Creo poder afirmar con seguridad que nunca volveré a fumar.

Aun así, es necesaria toda la ayuda que se pueda conseguir. Yo nunca podría haberlo hecho sin el apoyo y la ayuda de mi amiga y colega Marguerite. Ella me enseñó cómo comer y cómo volver a poner mi cuerpo en acción. Me proporcionó su apoyo moral cuando fue necesario y me obligó cuando así lo exigía la ocasión.

Del mismo modo que Marguerite fue mi «red de seguridad», esperamos que este libro sea la suya. Como nosotras hemos pasado personalmente por el proceso de dejar de fumar, hemos intentado salir al paso de los problemas con los que podría usted encontrarse y proporcionarle maneras de enfrentarse a ellos a medida que se presenten. Cada problema tiene su propia solución. A veces el mero conocimiento de que alguien ha sentido lo mismo que usted está sintiendo ahora puede ser una ayuda. Dentro de cuatro semanas se habrá librado usted del tabaco, y como beneficio adicional tendrá mejor aspecto y se sentirá mejor de lo que se ha sentido desde hace años, tanto mental como físicamente. Las nuevas técnicas que aprenda para ayudarle a hacer frente a la tensión de dejar de fumar le serán de gran utilidad mucho tiempo después de haber apagado su último cigarrillo.

Caroline Adler

INTRODUCCION

Deje de fumar sin engordar

Tabaco, yo haría por ti
cualquier cosa excepto morir.

Como el escritor inglés Charles Lamb, que escribió estos versos hace casi doscientos años, dejamos de fumar a causa de los riesgos para la salud asociados al tabaco. Una de nosotras dejó de fumar hace muchos años utilizando un método de ensayo-error para disminuir gradualmente el número de cigarrillos, que dio resultado tras años de esfuerzos. La otra decidió, durante las Navidades de hace dos años, que sencillamente ya no merecía la pena correr los riesgos para la salud que suponía el seguir fumando a cambio del considerable placer que obtenía de ello. Dado que ya se había familiarizado con algunos de los obstáculos de la empresa en el curso de sus anteriores e infructuosos intentos de dejar de fumar y esta vez estaba decidida a superar hasta los peores síntomas de abstinencia, su preocupación principal era el aumento de peso.

Cuando leímos en el informe del director de Salud

Pública de Estados Unidos «Las consecuencias del tabaco para la salud» que la mayoría de las personas, sobre todo las mujeres, temen engordar si dejan de fumar, quisimos saber hasta qué punto este temor estaba fundado. Por supuesto, conocíamos a muchos hombres, y mujeres, que sostenían que aumentaron de peso cuando dejaron de fumar; y a varios que afirmaban haber vuelto a fumar a causa de este aumento de peso.

Nos preguntamos hasta qué punto estaba extendido este problema y qué podría hacerse para contrarrestar el aumento de peso asociado al abandono de los cigarrillos.

Como las dos somos escritoras con experiencia en reunir información, decidimos utilizar nuestros conocimientos profesionales para investigar el tema. Una de nosotras viviría el proceso de dejar de fumar, poniendo por escrito cada detalle de la experiencia al tiempo que leía las aportaciones de los científicos al problema. Su objetivo era averiguar el modo de hacer que el proceso de dejar de fumar resultara tan asequible y permanente como fuera posible. La otra, con muchos años de experiencia como escritora sobre temas de salud, alimentación y bienestar, se ocuparía de la opinión de los expertos sobre cómo evitar el aumento de peso.

A continuación nos dedicamos a leer una gran cantidad de literatura científica y popular para hacernos una idea general del pensamiento actual sobre el abandono del tabaco, la nutrición y el aumento de peso. Entrevistamos, tanto por teléfono como personalmente, a muchos profesionales de la salud especializados en estos temas.

El resultado de nuestra investigación nos convenció de varias cosas. En primer lugar, descubrimos que para la mayoría de la gente dejar de fumar resulta difícil, pero no imposible. También nos dimos cuenta de que el hecho de comprender un poco la naturaleza de la adicción y el poder que los cigarrillos ejercen sobre el fumador sirve de ayuda, al lograr que resulte más fácil renunciar a este hábito.

También nos enteramos de que el aumento de peso comúnmente asociado con el abandono de la nicotina es un hecho probado. La mayoría de los informes que leímos calculaban que alrededor de la tercera parte de los fumadores que renuncian a los cigarrillos ganan peso. Un estudio de la Universidad del Estado de Memphis realizado en 1986 por Bryant A. Stamford y sus colegas llegaba a la conclusión de que el sesenta y cinco por ciento de los ex fumadores aumentan de peso. Aun cuando los riesgos para la salud que supone este aumento de peso son insignificantes en comparación con los riesgos asociados al tabaco, el miedo a aumentar de peso «no sólo es una de las razones principales aducidas por los reincidentes, especialmente entre las mujeres, sino que constituye una importante barrera cara a futuras tentativas de abandono», según los investigadores de Memphis.

Nos enteramos de que son tres los factores que más influyen en el aumento de peso asociado al abandono de los cigarrillos: una caída de la velocidad metabólica, que al parecer se produce al interrumpirse la provisión de nicotina; un mayor consumo de calorías y una actividad física insuficiente para quemar la cantidad de calorías consumidas.

Llegamos a la conclusión de que si fuera posible

controlar estos tres factores, la mayoría de los fumadores podrían abandonar su hábito sin temor a un excesivo aumento de peso. El programa que creamos, basado en nuestra experiencia personal y en la información que habíamos reunido, dio resultado con nosotras. Estamos convencidas de que también lo dará en su caso.

1. EL MIEDO A ENGORDAR: ¿REALIDAD O FICCION?

El miedo a engordar es una de las razones principales por las que la gente se niega a abandonar el hábito de fumar. Tom Ferguson, doctor en medicina, resume la situación en su libro *The Smoker's Book of Health* («El libro de la salud para el fumador»): «Los fumadores que entrevistamos nos dijeron que el miedo a engordar era un obstáculo de importancia a la hora de dejar de fumar. Muchos lo consideraban como el obstáculo número uno. Varios de ellos declararon terminantemente que no pensaban intentar dejar de fumar a causa de su preocupación por el aumento de peso.» Prácticamente todos los profesionales de la salud que estudian el problema de los fumadores están de acuerdo: el miedo a engordar está muy extendido.

LA VERDAD SOBRE EL AUMENTO DE PESO

¿Es cierto que la gente engorda al dejar de fumar, o se trata simplemente de un mito, de un cuento de viejas, de una justificación más para seguir fumando?

Según todas las evidencias, la preocupación por el aumento de peso es algo más que un simple temor infundado; tiene una base real. Aunque nadie sabe con exactitud cuánta gente engorda al dejar de fumar, la mayoría de los expertos cree que alrededor de un tercio de todas las personas que abandonan el hábito experimenta un aumento de peso. Recientes investigaciones señalan que las cifras podrían ser aún más altas: en un informe suizo, el sesenta y uno por ciento de los ex fumadores estudiados sufrió algún aumento de peso, y las investigaciones realizadas por la Universidad de Tennessee indican que cabe la posibilidad de que el sesenta y cinco por ciento de todas las personas que dejan de fumar engorde.

Aunque parezca sorprendente, los profesionales de la salud no están preocupados por el aumento de peso en sí mismo, porque en comparación con los peligros del tabaco, los provocados por este peso adicional son prácticamente inexistentes. Según los cálculos más moderados, una persona normal tendría que engordar por lo menos veinte kilos antes de que los peligros para la salud de este exceso de peso pudieran empezar a ser comparables a los riesgos de fumar, y un artículo publicado en *The Canadian Nurse* («La enfermera canadiense») afirma que «fumar veinte cigarrillos al día es tan perjudicial para el cuerpo como un exceso de peso de cuarenta y cinco kilos». Dado que prácticamente nadie engorda cuarenta y cinco kilos por el mero hecho de dejar de fumar, ¿a qué viene tanta preocupación?

El problema, según numerosas encuestas, entre ellas una publicada por el Departamento para la Salud, la Educación y el Bienestar de Estados Unidos, es que no sólo el temor a engordar es un factor disuasorio para dejar de fumar, sino que cuando los fumadores dejan efectivamente de fumar y advierten este aumento de peso, gran número de ellos pueden reincidir en el hábito. No sólo muchos fumadores prefieren continuar fumando a engordar, sino que, además, este informe del Gobierno demuestra que un porcentaje considerable de los que han conseguido dejar de fumar vuelven a hacerlo cuando ven que han ganado peso.

¿CUANDO SE AUMENTA DE PESO?

Como muchos futuros ex fumadores, puede que usted abrigue el secreto temor de acabar como el huésped que pasó la noche en el Château de Rambouillet en el siglo XVI y que al despertarse por la mañana estaba tan gordo que no le cabía la ropa. En el caso de este huésped, los anfitriones habían estrechado las costuras de sus ropas durante la noche (¡qué no harían por gastar una broma en aquellos tiempos!); en su caso, le inquieta la posibilidad de que en el mismo instante en el que apague su último cigarrillo empiecen a apretarse las costuras de su vestido.

Por supuesto, el aumento de peso no ocurre de la noche a la mañana, pero para los ex fumadores que engordan el cambio puede ser perceptible en la balanza durante las tres primeras semanas después de dejar de fumar, según las investigaciones patrocinadas por el Instituto Nacional contra el Abuso de las Drogas de Estados Unidos. El estudio mostraba que aun cuando el aumento de peso puede producirse en cualquier momento durante el primer año de abstinencia, en casi todos los casos ocurre al principio del proceso. Según este informe, a los seis meses de abandonar el hábito el peso de los ex fumadores mostraba tendencia a ser el mismo que al cumplirse el año.

Es difícil predecir cuánto peso ganará el fumador medio. En las docenas de estudios realizados a lo largo de los últimos años los resultados han sido variables: oscilan desde dos kilos para las personas que fumaban menos hasta dieciocho kilos para las que fumaban más. Jeffrey T. Wack y Judith Rodin, doctores en medicina, informaban en febrero de 1982, en un artículo publicado en *The American Journal of Clinical Nutrition* («Boletín de nutrición clínica americano»), que comparando todos estos estudios, el aumento de peso total por término medio parece ser de alrededor de cuatro kilos y medio.

¿QUIEN AUMENTA DE PESO?

Hay muchos factores que explican por qué algunas personas engordan a pesar de todas las precauciones que puedan tomar. Desde la actividad de las glándulas tiroideas hasta la concentración de una sustancia llamada lipasa lipoproteína, las sustancias químicas presentes en nuestro cuerpo juegan un importante papel, aunque insuficientemente comprendido, a la hora de determinar quiénes de entre nosotros se encontrarán con algunos kilos de más al dejar de fumar. A pesar de que en ocasiones pueda parecer simplemente fruto del azar, un estudio realizado en la Universidad de California-San Francisco, encontró tres categorías de fumadores que previsiblemente mostrarán más propensión a engordar.

Los grandes fumadores

Los individuos que fumaban menos de diez cigarrillos al día mostraban tendencia a no sufrir aumentos de peso de importancia al dejar de fumar. El aumento de peso empezaba a hacerse evidente en aquellos individuos que fumaban entre diez y diecinueve cigarrillos al día. Aquellos que fumaban más de treinta cigarrillos al día engordaban unos cinco kilos de media.

Personas con un historial de aumento de peso

Los problemas de peso suelen ser crónicos. Las personas que hayan sufrido algún aumento de peso en el pasado y en anteriores tentativas de dejar de fumar muestran más propensión a volver a sufrirlo ahora.

Personas que comen con moderación

Algunas evidencias apuntan a que las personas que deliberadamente comen menos de lo necesario para mantener el peso corporal (probablemente a causa de la presión social, que les obliga a estar delgadas) con frecuencia confían en los cigarrillos para controlar su peso. Sin los cigarrillos, es probable que engorden.

Los individuos que engordaron más durante las primeras veintiséis semanas mostraron menos propensión a volver a fumar a las cincuenta y dos semanas. ¿Por qué? Los investigadores llegaron a la conclusión de que muchas de las personas que *no* engordaron habían reducido demasiado sus comidas. Dado que la comida aminora el apetito por muchas drogas, entre ellas la nicotina, los individuos que se privaban de comer para evitar engordar estaban alimentando involuntariamente el deseo de fumar cigarrillos. Al reducir el consumo de alimentos aumentaron sus probabilidades de reincidir.

POR QUE ENGORDA LA GENTE

Aún no se comprenden todos los mecanismos que desencadenan el aumento de peso en las personas que dejan de fumar. Entre los muchos aspectos de la química del cuerpo que influyen en este fenómeno se encuentran la actividad hormonal, los factores sensoriales y digestivos y las alteraciones del sistema nervioso autónomo. La naturaleza exacta de cada una de estas funciones no ha sido aún totalmente aclarada.

Sin embargo, todo el mundo está de acuerdo en que hay dos factores que son las causas principales del aumento de peso en los fumadores que abandonan su hábito: los cambios en el metabolismo y la alteración de los hábitos alimenticios.

EL METABOLISMO

¿Cuál es la causa del exceso de peso? O, más exactamente, ¿cuál es la causa de que el cuerpo acumule un exceso de grasa? Para explicarlo de una manera sencilla, cualquier alimento que no es consumido por el cuerpo, o «metabolizado», se transforma en grasas adicionales. Para los fumadores, la velocidad a la que se desarrolla el metabolismo puede estar controlada por tres factores distintos: la presencia o ausencia de nicotina, la cantidad de alimentos consumida y la cantidad de actividad realizada por el cuerpo. Vamos a echar un vistazo a cada uno de estos procesos.

La nicotina

La mayor parte de los investigadores que han estudiado los efectos de la nicotina en el cuerpo humano se muestran de acuerdo en que el metabolismo de los fumadores es más alto que el de los no fumadores. En un artículo publicado en *The American Journal of Clinical Nutrition* («Boletín de nutrición clínica americano»), los doctores Jeffrey Wack y Judith Rodin lo afirman categóricamente: «Hay evidencias muy claras de que para la mayoría de los individuos, el hábito de fumar produce un sensible aumento de la velocidad metabólica.»

Aunque los científicos no conocen bien las razones de estas diferencias metabólicas, lo que sí saben es que el abandono del tabaco retarda el metabolismo. Este metabolismo más lento supone que los alimentos no son transformados en energía tan rápidamente como antes.

Los alimentos y el metabolismo

El porcentaje de alimentos que se transforman en energía utilizable —energía empleada en transportar el calcio a las células, en la fabricación de proteínas, en realizar el trabajo muscular y tareas parecidas—

depende de la cantidad de alimentos consumida y de la eficacia con que son metabolizados. Cuando la cantidad de alimentos consumida excede la capacidad del cuerpo para transformarlos en energía, las calorías procedentes de estos alimentos se almacenan en forma de grasas. ¿De qué manera afecta este proceso a los ex fumadores? Según un artículo publicado en 1984 en *Clinics in Endocrinology and Metabolism* («Estudios clínicos de endocrinología y metabolismo»), dejar de fumar provoca un aumento en el consumo de alimentos de alrededor del 6,5 por ciento y un descenso de la velocidad metabólica del cuatro por ciento. Resultado: aproximadamente cinco kilos de más.

La actividad física y el metabolismo

Todavía no se ha inventado ninguna píldora mágica para acelerar el metabolismo. Hay determinados factores que tienen algún efecto sobre el metabolismo, como la edad (nuestra velocidad metabólica disminuye con la edad), el sexo (los hombres tienen una velocidad metabólica ligeramente más alta) y el grado de grasa corporal (el músculo magro consume más calorías que la grasa; una persona con más músculos y menos grasa tiene una velocidad metabólica más alta). Pero en su mayoría se trata de factores sobre los que tenemos poco control. La única manera fiable de acelerar el metabolismo (además de fumar cigarrillos) es incrementar nuestro nivel de actividad física; en otras palabras, hacer más ejercicio. Prácticamente todos los libros acreditados sobre salud y mantenimiento subrayan este hecho, desde el consejo de Jane Brody en *Jane Brody's Nutrition Book* («El libro de nutrición de Jane

Brody»): «La mejor manera de alimentar nuestro horno metabólico no consiste en recurrir a las inyecciones o tabletas hormonales, sino en incrementar nuestra actividad»; hasta la aseveración de Jane Fonda en *Jane Fonda's New Workout & Weight Loss Program* («Nuevo programa de ejercicios para adelgazar de Jane Fonda»): «El ejercicio mejora el metabolismo, además de garantizar que la pérdida de peso se producirá en los tejidos grasos y no en los musculares.»

La alteración de los hábitos alimenticios

Hay una razón muy simple por la que un buen número de personas engordan al dejar de fumar: comen más. Un estudio sueco lo denominó «alimentación compulsiva», mientras que *The American Journal of Clinical Nutrition* («Boletín de nutrición clínica americano») describe el fenómeno con un poco más de delicadeza, diciendo que «el aumento en el consumo de calorías explicaba el sesenta por ciento del peso ganado inmediatamente después del abandono del tabaco».

¿Por qué comen más las personas que han dejado de fumar? Vamos a pasar revista a algunas de las razones principales.

El estrés

No cabe ninguna duda de que dejar de fumar produce una gran ansiedad y angustia, al menos por un corto periodo de tiempo. El estrés es uno de los disparadores principales de la sobrealimentación por causas emocionales. Si a ello añadimos que una de las principales razones por las que la gente fuma es para aliviar la ansiedad, se dará cuenta de por qué puede usted sentir la tentación de hacer una visita a la nevera una vez que ya no puede contar con la nicotina.

La gratificación oral

Una de las muchas razones por las que a la gente le encanta fumar es que produce una satisfacción oral. ¿Qué otra cosa produce el mismo tipo de satisfacción? Exactamente, *la comida*. En su desesperado esfuerzo por satisfacer el ansia de llevarse algo agradable a la boca, los ex fumadores recurren a la comida.

El hábito

El hábito de fumar está compuesto de una serie de rituales. Quitamos el envoltorio de celofán, abrimos el paquete, jugueteamos con el cigarrillo, damos con él unos golpecitos sobre la mesa, nos lo ponemos en la boca, luego rebuscamos en el bolsillo hasta encontrar las cerillas, encendemos una, llevamos la llama a la punta del cigarrillo e inhalamos. ¡Aaah!

En la preparación y el consumo de los alimentos intervienen muchos de estos mismos mecanismos y hábitos. Abrimos el paquete, preparamos el alimento para cocinarlo, buscamos los utensilios adecuados, lo removemos un poco, luego lo amontonamos sobre un plato, agarramos un tenedor y masticamos. ¡Hummm!

El doctor Lynn Kozlowsky, director de investigaciones sobre la conducta en relación al tabaco en la Fundación para la Investigación de las Adicciones, de Ontario (Canadá), afirma en *The Good Health Maga-*

zine («La revista de la buena salud»): «El tabaco es un conjunto de varias cosas. La nicotina es importante, pero los efectos psicoactivos no debilitantes entran en combinación con sabores y rituales placenteros. ¿Se atreverá alguien a negar que los mismos sabores y rituales placenteros se encuentran igualmente en la comida? Algunos alimentos contienen incluso sustancias químicas que tienen el mismo efecto estimulante y tranquilizador que la nicotina, como el triptófano y la serotonina.»

El sistema de recompensas

Como fumador, probablemente utilice los cigarrillos para recompensarse. Antes de empezar a fumar, es muy posible que sus padres le recompensaran con comida por portarse bien. Por desgracia, lo más probable es que no le recompensaran con algo nutritivo, como palitos de zanahoria. De manera que ahora, cuando usted busque algo que llevarse a la boca después de haber dejado de fumar, es probable que lo primero que le venga a la mente sea un helado o unas galletas. Los bocados escogidos de su infancia pueden contribuir de manera sustancial a la sobrealimentación.

LA RELACION ENTRE EL TABACO Y LA COMIDA

Tan cierto como que dos y dos son cuatro, los fumadores se apresuran a dar la comida por terminada para llegar al momento del cigarrillo. En un artículo para *The American Journal of Clinical Nutrition* («Boletín de nutrición clínica americano»), los doctores Jeffrey Wack y Judith Rodin se refieren a este cigarrillo postprandial como «la señal de la terminación de la comida».

Cuando usted deja de fumar ya no puede contar con esta señal para indicar al cerebro y las papilas gustativas que la comida se ha terminado. ¿Qué ocurre? Pues que, por supuesto, sigue usted comiendo, y comiendo y comiendo. Sin la ceremonia de ese cigarrillo para dar por terminada la cena, usted no se lo pensará dos veces a la hora de servirse una segunda ración.

Fumar para rematar una comida es la relación más evidente y probablemente la más común entre los cigarrillos y los alimentos. Pero piense por un segundo en todas las otras maneras posibles de utilizar los cigarrillos como sustitutivos de la comida, y en las maneras en que comer y beber activan a su vez el deseo de fumar cigarrillos.

Por desgracia, para la mayoría de los fumadores la comida y fumar están estrechamente relacionados. Hágase las siguientes preguntas y verá la relación.

—¿Tiene ganas de fumar cuando se toma una taza de café?

—¿Se fuma un cigarrillo en lugar de tomarse un bollo con el café de media mañana en el trabajo?

—¿Saborea usted con especial fruición ese último cigarrillo de después del almuerzo antes de volver al trabajo?

—¿Enciende un cigarrillo para acompañar al refresco que acaba de pedir?

—¿Enciende un cigarrillo para prevenir las punzadas de hambre a media tarde?

—¿Recurre más a los cigarrillos que a las chocolatinas para aliviar el viaje de vuelta a casa por la tarde?

—¿Fuma usted en lugar de picar unos cacahuetes cuando se toma una copa?

—¿Prescinde de la mayor parte de los entremeses en las fiestas para fumar cigarrillos?

—¿Tiene ganas de fumar después de comer algo soso?

—¿Suspira por un cigarrillo después de tomar algo picante?

—¿Tiene ganas de fumar después de comer algo dulce?

—¿Se salta el postre para fumar?

—¿Fuma usted en lugar de tomar algún tentempié cuando está viendo la televisión?

—¿Encuentra que un cigarrillo y una taza de café le ayudan a mantenerse despejado cuando tiene que trabajar hasta tarde?

—¿Se permite un cigarrillo a altas horas de la noche en lugar del clásico bocado de medianoche?

Si ha respondido usted afirmativamente por lo menos a tres de estas preguntas, tendrá una idea de hasta qué punto el tabaco afecta a sus hábitos alimenticios.

La mayor parte de la gente que deja de fumar muestra tendencia a llevarse algo a la boca en los momentos en los que solía fumar; se sirve una segunda ración en lugar de encender un cigarrillo, o toma algo dulce en lugar de un cigarrillo con el café de media mañana. Un ex fumador típico, según la descripción de la Asociación Americana de Cardiología en un folleto titulado «Guía para el control del peso al dejar de fumar», está acostumbrado a despachar la cena a toda prisa para poder fumar, pero después de abandonar el hábito de fumar «termina antes que los demás y se sirve una segunda ración. Sustituye los cigarrillos de la sobremesa por pesados postres».

Cuanta más conciencia cobre de la estrecha relación entre sus hábitos alimenticios y sus costumbres como fumador, más fácil le resultará evitar la sustitución de los cigarrillos por comida y tendrá menos probabilidades de que sus «monos» de nicotina acaben en atracones.

En los capítulos siguientes explicamos cómo conseguir dejar de fumar sin engordar. Además de ayudarle a superar algunos de los obstáculos físicos y psicológicos que encontrará al dejar de fumar y de ofrecerle indicaciones específicas relativas a la dieta y el ejercicio, le animamos a tomar conciencia de la relación entre la ausencia de cigarrillos y el deseo de comer. Le recordaremos con cuánta facilidad puede caerse en el hábito de sustituir los cigarrillos por la comida y le proporcionaremos consejos y sugerencias sobre cómo evitar este hábito.

2. UN PROGRAMA EN TRES ETAPAS

Al noventa por ciento de las personas que fuman les gustaría dejar de hacerlo, según la Asociación Americana del Aparato Respiratorio. Dos tercios de todos los fumadores, como mínimo, han intentado dejarlo por lo menos una vez, y cuarenta millones de americanos lo han conseguido. ¡Dejar de fumar puede ser difícil, pero desde luego no imposible!

Como hemos dicho antes, uno de los posibles modos de facilitar el dejar de fumar es seguir un plan de acción determinado. Todos nosotros conocemos a gente que ha conseguido dejar de fumar de golpe, sin pensárselo dos veces, pero la mayoría de los fumadores prefieren el «pavo frío»[1] en su versión de secuelas del Día de Acción de Gracias y no como método para dejar de fumar. Algunas terapias como el hipnotismo y la acupuntura dan resultado con ciertas personas. Pero los estudios realizados en todo el mundo demuestran que un programa que anime a abandonar los hábitos del fumador, desarrollando además programas razo-

[1] «Pavo frío» (*cold turkey*), o interrupción brusca y completa del consumo de una droga o sustancia adictiva. (*N. de la T.*)

nables de alimentación y ejercicio, es el mejor método para evitar el aumento de peso y las recaídas que dan al traste con tantos esfuerzos por dejar de fumar.

En Suiza, por ejemplo, una clínica para dejar de fumar ha desarrollado un programa basado en la modificación de la conducta, la buena forma física y la terapia dietética. En el Centro de Salud de Allevard, en Francia, los programas para abandonar el tabaco subrayan la importancia de compartir las experiencias emocionales relacionadas con la dependencia del tabaco, sin olvidar los métodos para controlar el aumento de peso. Muchos programas en Estados Unidos, como por ejemplo el *Fresh Start* (Nuevo Comienzo) de la Asociación Americana contra el Cáncer, ofrecen también sistemas específicos para conseguir controlar el peso y combatir el estrés.

La clave de un buen programa para dejar de fumar sin ganar kilos no deseados estriba en dividir el proceso en tres etapas distintas. En primer lugar hay un periodo de preparación, que hemos llamado entrenamiento, durante el cual se reduce el consumo diario de cigarrillos. Durante la semana siguiente —el periodo en el que se deja de fumar— se prescinde totalmente de los cigarrillos y se presta especial atención a los síntomas concomitantes. Y por último sigue el periodo de mantenimiento, durante el cual el ex fumador aprende a establecer nuevas actitudes y hábitos para vivir sin cigarrillos.

EL ENTRENAMIENTO

En cierto modo dejar de fumar es como presentarse a un examen importante o participar en una competición deportiva. Para aprobar un examen es necesario prepararse estudiando. Los atletas se entrenan para estar a punto para la carrera o la competición. Por muchas razones parecidas, un periodo de entrenamiento puede ayudarle a dejar de fumar con más éxito que si tratara de enfrentarse a esta tarea sin preparación. Un periodo de entrenamiento ayuda a poner el cuerpo en mejor forma para hacer frente a la conmoción física producida por la interrupción del suministro de nicotina. También le preparará en el plano emocional para el desafío mental de renunciar a su dependencia de los cigarrillos.

Cómo dejar de fumar y no engordar establece un periodo de entrenamiento de tres semanas. Durante este tiempo se le indicará cómo ir reduciendo gradualmente el número de cigarrillos que fuma diariamente y cómo hacer que el ejercicio y la alimentación equilibrada entren a formar parte de su rutina diaria.

DEJAR DE FUMAR

A las pocas horas de haber aplastado la última colilla, algunos fumadores empedernidos empiezan a sufrir desagradables síntomas de abstinencia. Otras personas verán aparecer estos síntomas tras uno o dos días. Y, por supuesto, hay algunos afortunados fumadores que *nunca* sufren el síndrome de abstinencia. En un estudio realizado en 1982 en la Universidad de Columbia, Stanley Schacter descubrió que algo menos del veinte por ciento de los fumadores ligeros (aquellos que fuman menos de tres cuartos de paquete por día) se encontraba con dificultades a la hora de abandonar su hábito. Pero la mayoría de las personas que dejan de fumar sufrirá desagradables efectos secundarios que pueden durar desde algunos días hasta varias semanas e incluso meses.

El informe del director de Salud Pública de Estados Unidos describía una disminución de la frecuencia cardiaca y la presión diastólica incluso sólo seis horas después de la interrupción del hábito. Nadie puede predecir con exactitud cuándo comenzarán los síntomas para un individuo determinado o cuánto se prolongarán, pero por lo general todo el mundo se muestra de acuerdo en que la fase más aguda del síndrome de abstinencia se produce durante la primera semana. En nuestro programa, durante la semana dedicada al abandono del tabaco nos concentramos especialmente en ese estado de intenso estrés físico y emocional, describiendo y explicando muchos de los síntomas que pueden sufrir los ex fumadores, y proponiendo métodos para hacerles frente.

Durante el periodo de abandono del tabaco se establece un plan de ejercicios y otro de nutrición que le ayudarán a evitar el aumento de peso y mantendrán su cuerpo sano mientras pasa por la fase aguda del síndrome de abstinencia de la nicotina.

MANTENIMIENTO

Muchos estudios indican que los cambios fisiológicos y psicológicos se prolongan en cierta medida a lo largo de todo el primer año sin cigarrillos. Las investigaciones muestran que es necesario al menos un año para revertir los efectos de los cigarrillos sobre el sistema cardiovascular. Un artículo publicado en 1984 en *The Journal of the American Medical Association* («Boletín de la Asociación Médica Americana») afirmaba que los fumadores de cigarrillos presentan un riesgo de muerte por enfermedades coronarias un cincuenta y nueve por ciento más elevado que el de los no fumadores, los ex fumadores que llevan mucho tiempo sin fumar o los fumadores de cigarros puros o de pipa, pero que este riesgo se hacía menor entre uno y cinco años después del abandono del tabaco.

Numerosos estudios muestran que las recaídas se producen durante el primer año. Aunque la mayor parte de los casos de reincidencia tienen lugar durante los seis primeros meses sin cigarrillos, se prolongan con «fuerza inexorable» durante el primer año, como afirma un estudio de la Universidad de Wisconsin. El director de Salud Pública de Estados Unidos asevera en sus informes que, aunque dos tercios de las personas que dejan de fumar pueden prescindir de los cigarrillos durante un corto periodo de tiempo, aproximadamente la mitad vuelve a fumar después de un año o dos. Y el consumo de calorías y el metabolismo no se estabilizan hasta pasado este primer y crítico año. Según «El aumento de peso tras la interrupción del hábito de fumar», un estudio publicado en *The Journal of the American Medical Association* («Boletín de la Asociación Médica Americana») en 1969, tras un año de abstención el peso y el consumo diario de calorías de los ex fumadores es muy parecido a los de individuos que nunca han fumado.

Un año puede parecer mucho tiempo para atenerse estrictamente a un programa de ejercicio y alimentación, y demasiado para sentirse preocupado por los peligros de volver a fumar. Sin embargo, en nuestra opinión, en la mayoría de los casos es necesario todo un año antes de que alguien pueda considerarse a salvo del doble peligro de volver a fumar y de ganar peso. Descubrirá que consultar regularmente las indicaciones de la fase de mantenimiento de *Cómo dejar de fumar y no engordar* le ayudará a mantenerse en forma y apartado de los cigarrillos durante todo ese peligroso primer año. En realidad, las indicaciones que ofrecemos sobre cómo encauzar su actitud, la manera de hacer ejercicio y la dieta le serán útiles durante toda la vida.

COMO UTILIZAR EL PROGRAMA

Una vez le preguntaron al presidente Lincoln si realmente confiaba en que la guerra entre los Estados del Norte y del Sur finalizara durante su mandato:

—No sabría decirle, caballero, no sabría decirle —respondió Lincoln.

—Pero, Mr. Lincoln, ¿qué es lo que tiene usted intención de hacer?

—Esforzarme al máximo, caballero, esforzarme al máximo. Y seguir esforzándome.

Dado que no hay ninguna poción mágica para conseguir dejar de fumar sin esfuerzo, o mantenernos delgados y en forma sigamos la dieta que sigamos, lo mejor que la mayoría de nosotros puede hacer para dejar de fumar sin engordar es «esforzarse al máximo».

Cómo dejar de fumar y no engordar está destinado a aquellos fumadores dispuestos a dedicar tiempo y reflexión a romper con su hábito. Nuestro programa facilitará mucho la tarea, pero no hará *todo* el trabajo. Los fumadores que abriguen esperanzas de encontrar un remedio instantáneo no lo hallarán aquí. El programa de *Cómo dejar de fumar y no engordar* le proporciona una nueva serie de aptitudes para ayudarle a superar su dependencia de los cigarrillos. Los planes de alimentación y ejercicios le guiarán durante las difíciles etapas de entrenamiento y abandono del tabaco y le proporcionarán una estructura de apoyo para permanecer sano y libre del tabaco durante toda su vida.

Los fumadores que presenten un grave exceso de peso o sufran de otras enfermedades no deberían comenzar el programa de *Cómo dejar de fumar y no engordar* sin consultar antes a su médico. Con la ayuda de un médico bien informado podrán adaptar el programa a sus necesidades específicas.

3. LA ACTITUD

OBJETIVOS RELATIVOS A LA ACTITUD

Ha llegado el momento de presentarle el programa tres por tres de *Cómo dejar de fumar y no engordar.* En el capítulo anterior describíamos en líneas generales las tres etapas para dejar de fumar: entrenamiento, dejar de fumar y mantenimiento. En los tres capítulos siguientes nos concentraremos en los tres temas principales que hay que abordar de manera simultánea: la actitud, el ejercicio y la dieta.

A lo largo de todo el programa hemos combinado principios bien conocidos con muchos nuevos descubrimientos en los campos del ejercicio, la nutrición y la modificación de la conducta. En la parte del programa dedicada a la actitud aprenderá a apartarse paso a paso de las visiones, sonidos, objetos y acciones que le inducen a buscar automáticamente un cigarrillo. Porque no hay nada más difícil que romper con un hábito, y porque, como Oscar Wilde, usted puede resistirlo todo excepto la tentación, es importante que intente hacer todos los ejercicios relativos a la actitud que pueda.

Aunque le parezcan tontos e infantiles. Aunque le aburra la repetición y tenga ganas de dejarlo. Si practica estos ejercicios con diligencia y no se salta de manera apresurada ninguna parte del programa, realizará la transición de fumador a no fumador de manera gradual pero permanente.

LA ADICCION FISICA

¿Es realmente la nicotina una droga adictiva? Sí. Aunque la comunidad médica no siempre ha clasificado la nicotina como droga adictiva junto con el alcohol, la heroína, la cocaína y las anfetaminas, sí que lo hace en la actualidad. El doctor Jack Henningfield, del Centro de Investigación de la Adicción del Instituto Nacional contra el Abuso de la Droga, en Baltimore, decía en un artículo en *The New York Times* que cuando se publicaron las primeras advertencias sobre el tabaco, hace más de veinte años, muchos expertos creían que «fumar no se diferenciaba mucho del consumo compulsivo de patatas fritas». El dejar de fumar se consideraba una simple cuestión de fuerza de voluntad.

Muchas cosas han cambiado en los veinte últimos años. En la actualidad se reconoce que la nicotina es una droga adictiva que afecta profundamente al sistema nervioso central.

En un informe del Departamento de Salud y Servicios Humanos titulado «Por qué fuma la gente», William Pollin, doctor en medicina y director del Instituto Nacional contra el Abuso de la Droga, de Estados Unidos, afirma que la naturaleza adictiva de la costumbre de fumar cigarrillos es la razón principal de que continúen las ventas de tabaco, a pesar de la publicidad que se ha dado a los riesgos para la salud asociados a éste.

La nicotina actúa a través de configuraciones celulares especializadas situadas en el cerebro humano y en los tejidos musculares. Estos receptores tienen la capacidad de reconocer y reaccionar a la nicotina cuando está presente en el cuerpo. La nicotina es una de las pocas drogas que crean dependencia para las que se han podido identificar receptores especializados de este tipo.

El efecto que la nicotina tiene en el cerebro y en el sistema nervioso contribuye a crear la dependencia, que el doctor Pollin define como «estado en el que la libre voluntad de una persona se ve comprometida por los efectos físicos de la droga». Añade que reconocer que dejar de fumar es muy difícil no es señal de una voluntad débil o vacilante, sino más bien la reacción normal al miedo a la abstinencia de una droga altamente adictiva.

LAS TRAMPAS FISIOLOGICAS

Además de los factores psicológicos, hay razones fisiológicas reales por las que los fumadores utilizan el tabaco para controlar el estrés. Un informe sobre el alivio de los ataques de pánico por medio de los cigarrillos publicado en *The American Journal of Psychiatry* («Boletín americano de psiquiatría») de abril de 1985, es refrendado en sus conclusiones por varios estudios que muestran que fumar alivia la ansiedad y que esta reducción de la ansiedad se debe a la nicotina.

Esta reacción tiene una explicación neuroquímica. La nicotina contiene una sustancia llamada norepinefrina que sirve para contrarrestar la adrenalina hormonal natural. La adrenalina, o epinefrina, es liberada por el cuerpo cuando sentimos ansiedad y temor o ira y agresividad. Se trata del síndrome de «luchar o escapar». Originalmente era un mecanismo de alarma utilizado por nuestros antepasados de las cavernas. Si se encontraban ante un peligro inesperado, el flujo de adrenalina les proporcionaba o bien la fuerza suficiente para luchar o la rapidez suficiente para escapar. En cualquier caso, la reacción ante el repentino flujo de adrenalina era la acción inmediata.

Por desgracia, en esta época el peligro procede de caseros furiosos, jefes difíciles, un montón de facturas sin pagar, maridos, mujeres, niños... Luchar o escapar no constituye realmente una alternativa adecuada. De manera que intentamos hacer frente a las tensiones de la vida diaria con cualquier ayuda que tengamos a mano. La sección dedicada a la actitud del programa de *Cómo dejar de fumar y no engordar* le ayudará a encontrar nuevas formas de resolver el estrés en su vida sin recurrir a los cigarrillos.

¿Hasta qué punto es usted dependiente?

Cualquier persona que fume más de quince cigarrillos al día se define como fumadora seriamente adicta. En Estados Unidos la *media* de cigarrillos consumidos por cada fumador es de treinta y cinco diarios. Para averiguar el alcance de su adicción física a la nicotina, compare su dependencia con esta definición de la dependencia «física» de la nicotina del *Physician's Desk Reference* de 1988:

1. ¿Fuma usted más de quince cigarrillos al día?
2. ¿Prefiere las marcas de cigarrillos con un nivel de nicotina de más de 0,9 miligramos por cigarrillo?
3. ¿Tiene la costumbre de inhalar el humo profundamente y con frecuencia?
4. ¿Se fuma usted el primer cigarrillo del día durante los primeros treinta minutos después de levantarse?
5. ¿Le resulta especialmente difícil prescindir del primer cigarrillo de la mañana?
6. ¿Fuma usted con mayor frecuencia por la mañana que durante el resto del día?
7. ¿Le resulta difícil abstenerse de fumar en los lugares en los que está prohibido?
8. ¿Fuma usted incluso cuando está tan enfermo que tiene que guardar cama?

Si se reconoce en esta descripción, probablemente sea un fumador empedernido y encontrará algunas dificultades a la hora de enfrentarse al síndrome de abstinencia. El comprender ahora su dependencia física puede ayudarle en la difícil batalla física que se librará más adelante.

LOS DISPARADORES PSICOLOGICOS

Desde el punto de vista del problema de la conducta compulsiva, el impulso de fumar es virtualmente idéntico al impulso de comer. Uno de los «disparadores» clave de ambos impulsos es la ansiedad. Por lo tanto, los métodos para combatir la ansiedad, como por ejemplo la meditación, la respiración profunda y los ejercicios para la modificación del comportamiento, resultan igualmente eficaces tanto en el caso del impulso de fumar como en el de comer.

Los ejercicios para la modificación del comportamiento pueden aislar y controlar los modos de comportamiento automático que son la causa tanto del hábito de fumar como de la sobrealimentación compulsiva. En la actualidad es comúnmente aceptado que librarse del «hábito» de fumar lleva tanto tiempo y es potencialmente tan difícil como el curar la adicción física a la nicotina. Del mismo modo que aprendió a fumar en su momento, ahora debe aprender a no hacerlo.

Según un artículo de S. R. Moltt en *The Journal of the South Carolina Medical Association* («Boletín de la Asociación Médica de Carolina del Sur»), para desterrar con éxito el hábito de fumar es necesario romper el condicionamiento de las «señales ambientales» que incitan a hacerlo. El análisis de estas señales es un factor crucial si desea usted dejar de fumar sin engordar. Durante el periodo de entrenamiento del programa tendrá usted la oportunidad de efectuar muchos pequeños ajustes en su rutina diaria que acabarán sumándose para realizar el ajuste fundamental de liberarle de su hábito.

Una vez que deje de fumar, prestará la misma atención a dónde, cuándo y cómo come, así que no volverá a tener ocasión de comer entre horas sin pensar en lo que hace.

Los miembros de la Liga Antitabaco, pioneros en este planteamiento para abandonar el hábito, afirman que el cigarrillo se pasa entre dos horas y media y cuatro horas al día en la mano del fumador y que realiza alrededor de trescientas veces el recorrido entre la mano y la boca. El cigarrillo es también prácticamente inseparable del café, la comida, el alcohol y el teléfono. En otras palabras, cada vez que coge usted el teléfono siente un impulso abrumador e incontrolable de fumarse un cigarrillo. Este impulso no tiene nada que ver con su dependencia de la nicotina; es una reacción directa a la acción de descolgar el teléfono. Para conseguir dejar de fumar tiene usted que desaprender este tipo de respuestas automáticas.

¿Qué clase de fumador es usted?

Aunque los fumadores utilizan los cigarrillos por toda clase de razones, un artículo de M. A. H. Russell en *The British Medical Journal* («Boletín médico británico») diferencia cinco tipos distintos de fumador. Compruebe cuál de ellos le define mejor.

1. *El fumador psicológico*
   Los cigarrillos le hacen sentirse más competente y con mayor control de la situación.
2. *El fumador complaciente*
   Los cigarrillos son su recompensa tras haber hecho algo bien o su consuelo cuando las cosas van mal.
3. *El fumador tranquilizante*
   Los cigarrillos pueden calmarle y aliviar el estrés en situaciones anómalas.
4. *El fumador por estímulo*
   Los cigarrillos le entonan y le ayudan a concentrarse en su trabajo y a sentir más confianza en las reuniones sociales.

5. *El fumador por adicción*
Los cigarrillos calman las sensaciones de estrés provocadas principalmente por la abstinencia.

LA REDUCCION DEL NUMERO DE CIGARRILLOS

Habrá gente que le diga que el único modo de dejar de fumar es cortar por lo sano. Los defensores de este método afirman que de esta forma el síndrome de abstinencia se supera rápidamente en lugar de prolongar la agonía. Lo cierto es que la agonía del «pavo frío» es mucho peor de lo estrictamente necesario.

Al reducir gradualmente su consumo de nicotina hasta diez o menos cigarrillos al día, usted pasará de la categoría de fumador empedernido, para quien es mucho más difícil dejar de fumar, a la de fumador ligero, que estadísticamente parece capaz de dejar de fumar con relativamente pocos problemas.

Esto no se debe únicamente a que los grandes fumadores sufren una mayor adicción a la nicotina y por lo tanto les resulta más difícil dejar de fumar, aunque como es obvio este factor también influye. Los fumadores empedernidos dedican mucho más tiempo al acto físico de fumar. Se encienden muchos más cigarrillos, hay muchos más «disparadores» que impulsan al fumador a coger un cigarrillo. Durante el periodo de entrenamiento tendrá usted la oportunidad de reducir gradualmente su consumo de cigarrillos hasta dejar de ser un fumador empedernido. El Balance Anual presentado al Congreso por el Departamento de Salud y Servicios Humanos de Estados Unidos confirma que la disminución del número de cigarrillos antes de dejar de fumar no sólo reduce las posibilidades de sufrir un síndrome de abstinencia grave, sino que permite que los fumadores con una dependencia más fuerte aprendan a reprimir el impulso de fumar y desarrollen otras técnicas que les resultarán útiles para abandonar su hábito.

Cada vez que sus esfuerzos por reducir el número de cigarrillos tienen éxito afianza la convicción de que es usted capaz de romper con el hábito de fumar. Cuanto más fuerte sea su convicción de que puede dejar de fumar más probabilidades tendrá de éxito a largo plazo.

Durante la primera semana de entrenamiento apuntará usted cada cigarrillo que fume en una ficha. No sólo el número, sino también dónde, cuándo y por qué. Al final de cada día numerará estos cigarrillos por orden de importancia. Cuando empiece a reducir el número, en la segunda semana de entrenamiento, empezará por eliminar sus cigarrillos «menos importantes». La disminución continuará de manera progresiva hasta acabar fumando diez o menos cigarrillos diarios al final de la tercera semana de entrenamiento. Entonces estará preparado, tanto física como psicológicamente, para dejar de fumar por completo.

Los «cortacircuitos»

Aprender a no hacer algo que se ha convertido en un hábito resulta difícil, en primer lugar porque usted apenas se da cuenta de lo que está haciendo. Para conseguir tomar distancia de los «disparadores» que le impulsan a fumar tiene que seguir algunas reglas estrictas. Considere esos disparadores como pequeños campos minados que usted atraviesa a lo largo del día, a punto de estallar si baja la guardia. Para librarse de ellos en primer lugar ha de ser capaz de reconocerlos.

Primer «cortacircuito»: el alcohol

El consumo de alcohol no sólo es un poderoso disparador del consumo de tabaco, sino que puede minar seriamente su determinación de dejar de fumar. Le recomendamos que se mantenga apartado en la medida de lo posible de los bares y fiestas a lo largo de las semanas de entrenamiento y la dedicada a dejar de fumar. Si esto le parece poco realista, a continuación enumeramos algunas cosas que puede hacer para romper con sus rutinas normales de bebedor.

1. Puede que le apetezca pasarse a otra bebida, algo que no haya probado nunca. En su mente, no estará asociada a los cigarrillos.
2. Busque algo en sustitución de los cigarrillos, como galletitas saladas o un palillo azucarado, para acompañar a la bebida.

Segundo «cortacircuito»: el café

Decida ahora mismo no fumar y beber café al mismo tiempo. Haga una cosa o la otra, pero no las dos a la vez. El romper de manera permanente esta asociación durante el periodo de entrenamiento le resultará útil cuando haya dejado de fumar. Si es usted una de esas personas que empieza el día con una taza de café y un cigarrillo, a continuación le proponemos algunas ideas para romper la relación tabaco-café.

1. Tome el café de la mañana en otra habitación. Si normalmente toma el café en la cocina, pruebe a llevarse la taza al dormitorio mientras se viste.
2. No tome la primera taza de café hasta haber llegado al trabajo.
3. Utilice un tazón distinto.
4. Deje los cigarrillos en otra habitación mientras se bebe el café.

Cualquier cosa que haga para romper con su rutina diaria le ayudará a romper el vínculo psicológico que asocia el café con los cigarrillos en su mente.

Tercer «cortacircuito»: el teléfono

El teléfono es la perdición de más de un ex fumador en ciernes. Muchos ex fumadores recuerdan que se sentían furiosos con cualquiera que llamara por teléfono durante las primeras semanas sin fumar. Están tan acostumbrados a fumarse un cigarrillo tras otro al teléfono que el esfuerzo de atender una llamada sin cigarrillos les resulta casi insoportable. Empiece ahora a separar el tabaco del teléfono. *No haga absolutamente ninguna excepción a esta regla.* A continuación enumeramos algunas cosas que puede hacer para romper la relación teléfono-cigarrillos.

1. Mantenga los cigarrillos bien alejados del teléfono.
2. Tenga siempre algo a mano para juguetear, como un rosario de cuentas o canicas o un lápiz y un papel para hacer garabatos.

3. Si le sirve de ayuda, muerda un lapicero o «fúmese» un palito de zanahoria. Cualquier cosa que mantenga las manos y la boca ocupadas le ayudará a romper con el hábito de fumar.

COMO HACER FRENTE AL ANSIA DE FUMAR

Ahora pasamos a ocuparnos de uno de los desafíos más difíciles que supone el dejar de fumar: hacer frente al deseo de hacerlo. Como se administra usted mismo la droga treinta y tantas veces al día (si su hábito se ajusta a la *media*), potencialmente hay treinta o más ocasiones diarias en las que es probable que sienta un deseo irresistible de fumar. Cada vez que siente ese irresistible deseo, la batalla por dejar de fumar comienza otra vez desde el principio. El truco está en el viejo lema de los *boy scouts*: ¡esté siempre alerta! Las siguientes técnicas le ayudarán a superar el ansia de nicotina. Por término medio, este impulso dura unos quince minutos. Quince minutos muy desagradables, desde luego, pero sólo quince minutos. Si se pudiera dibujar este impulso de fumar, su forma sería parecida a una ola que se eleva paulatinamente, ganando intensidad para luego descender. Hay varias maneras de cabalgar estas olas.

SU PLAN DE SUPERVIVENCIA DE QUINCE MINUTOS

1. Respiración profunda

Inspire profundamente. Deje que el aire ocupe por completo el abdomen, el pecho, los pulmones, los hombros y la cabeza. Reténgalo mientras cuenta hasta cinco (deténgase si se siente mareado). Incline la cabeza hacia atrás. Expulse lentamente todo el aire, produciendo un sonido silbante. Repita tres veces.

2. *Contraer-relajar*

   Comience por los músculos faciales. Ténselos conscientemente y mantenga la tensión durante algunos segundos. Ahora relaje. Continúe pasando por todos los grupos de músculos principales del cuerpo: contraer-relajar, contraer-relajar, contraer-relajar. Continúe bajando por el cuello, los hombros, las manos, los brazos, el abdomen, la espalda y las piernas. Con la práctica puede utilizar esta técnica para relajarse rápidamente siempre que lo necesite, y casi en cualquier circunstancia.

3. *Explosiones de energía*

   Dado que la ansiedad se produce cuando la energía generada por la acción de un estímulo (miedo o ira) es mayor que la que está siendo empleada en alguna actividad, para enfrentarse eficazmente a esta ansiedad usted puede o bien disminuir la intensidad de sus sentimientos de frustración y furia o bien aumentar su nivel de actividad. Cualquiera de estos dos métodos reducirá eficazmente los sentimientos de pánico que le impulsaban a coger un cigarrillo. De manera que si se siente tenso o está sufriendo un fuerte ataque de ansiedad, pruebe a realizar algún ejercicio intenso inmediatamente. Póngase a correr sin moverse del sitio o dé la vuelta a la manzana. Súbase a una bicicleta, haga fondos o póngase a bailar y a cantar a gritos su canción preferida. Tras cinco o diez minutos de cualquier ejercicio continuado el impulso de fumar se desvanecerá y se sentirá más tranquilo y optimista.

4. *Unas minivacaciones*
Imagínese que está en una hermosa playa blanca; sienta el sol, el calor en su cuerpo. Escuche el sonido de las olas rompiendo suavemente. Se siente relajado y en paz con todo su ser. Mientras pasea a lo largo de la playa el agua le lame los pies. Se siente usted satisfecho y en calma.

La importancia de la respiración profunda

La respiración adecuada es la base de muchas técnicas de relajación distintas. La respiración correcta le ayuda a calmarse, además de proporcionarle energía. Un ejercicio de respiración que quizá le gustaría intentar ha sido empleado con éxito por el fisioterapeuta Milton Feher. Feher cree firmemente en el valor de las técnicas de respiración profunda para ayudar a la gente a dejar de fumar: «El efecto tranquilizante de los cigarrillos se debe en parte a que el fumador inspira profundamente —explica Feher—. La respiración profunda relaja los músculos y alivia la tensión.»

La mayoría de las personas que fuman en situaciones tensas no son conscientes de que están encorvando los hombros y tensando los músculos; al inhalar un cigarrillo dilatan el pecho y empujan el cuerpo hacia abajo, relajándolo. Usted puede aprender a relajarse y a respirar profundamente cuando deje de fumar. Cuando se respira profundamente los músculos se relajan y el cuerpo adopta una postura más erguida.

Ejercicio de respiración profunda de Milton Feher

Utilice esta sencilla técnica en dos tiempos cuando sienta un deseo apremiante de fumar. En realidad puede utilizarla siempre que se sienta abrumado por la presión o la tensión. Puede practicarlo en cualquier lugar: en su mesa de trabajo, en aviones y autobuses o sentado a la mesa de la cocina.

1. Ponga las manos con las palmas hacia abajo sobre la superficie de una mesa o una silla. Empuje hacia abajo e inspire durante tanto tiempo como le resulte cómodo (cuente hasta cinco al inspirar).
2. Relaje las manos. Espire por completo, contando lentamente. Repita cuatro veces.

La visualización

La visualización está ganando popularidad como método para superar toda clase de obstáculos. En su libro *Creative Visualization* («La visualización creativa»), Shakti Gawain afirma que la visualización es la utilización de la imaginación para crear lo que se quiere en la vida. Si esto le suena a algún tipo de magia mental, piense en cómo la mente puede ser «engañada» para experimentar emociones negativas por el desequilibrio químico provocado por la adicción a sustancias como la nicotina. ¿No es por lo tanto lógico que también pueda ser convencida para liberar sustancias que provoquen emociones positivas mediante la creación de «otra realidad» que persuada al cerebro para crear sensaciones placenteras y buenos sentimientos? Por esta razón la visualización es una técnica excelente para enfrentarse al ansia de fumar.

Imagínese trabajando sin cigarrillos

Si le parece que le resultará imposible trabajar cuando haya dejado de fumar, el siguiente ejercicio le proporcionará la confianza necesaria para hacer su trabajo sin recurrir a un cigarrillo:

1. Busque un lugar cómodo donde sentarse y relájese por completo.
2. Cierre los ojos.
3. Imagínese una gran bola de luz blanca flotando exactamente enfrente de usted. La luz brilla sobre usted, inundándole de una sensación de calor y bienestar.
4. Ahora, véase a sí mismo realizando su trabajo con eficacia y rendimiento sin cigarrillos.
5. Imagínese el buen resultado de ese trabajo.
6. Escuche cómo otras personas le felicitan por un trabajo bien hecho.

Visualice siempre en el presente. Lo que usted está visualizando *está* ocurriendo, no *va a ocurrir*.

Visualice con regularidad y obtendrá buenos resultados. Usted ya sabe que su mente tiene el poder de actuar contra usted; la visualización no es más que una de las maneras en que su mente puede trabajar *a su favor*. Usted deberá creer en cualquier cosa que se diga a sí mismo con la suficiente convicción, y esa convicción le ayudará mucho a hacerla realidad. Esto es tan cierto para los mensajes negativos como para los positivos. Habrá oído hablar de las profecías autocumplidas. Si no deja de decirse a sí mismo que va a conseguir dejar de fumar, lo conseguirá. Y a la inversa, si se dice a sí mismo que no puede hacerlo, no tendrá ninguna posibilidad de conseguirlo.

Imagínese divirtiéndose sin cigarrillos

Para muchos fumadores la perspectiva de tener que hacer frente a un acontecimiento social importante sin sus cigarrillos resulta especialmente temible. Practique este ejercicio de visualización ahora, antes de necesitarlo. Da resultado.

1. Piense en acudir a una fiesta, la primera después de haber dejado de fumar.
2. Cree la imagen en su mente. Imagínese el lugar, las personas, la ropa que usted lleva.
3. Ahora, véase a sí mismo divirtiéndose sin cigarrillos. No está usted nervioso. Se siente libre y relajado.
4. Alguien se acerca y le ofrece un cigarrillo; usted lo rechaza. Tiene usted la fuerza y la confianza necesarias para disfrutar de la fiesta sin fumar.

La próxima vez que tenga que enfrentarse a una reunión social potencialmente peligrosa, le resultará mucho más fácil. Y lo más probable es que el balance de la velada sea muy positivo.

La bola de fuego

1. Imagínese que su ansia de fumar rueda lentamente hacia usted como una gigantesca bola de fuego rojo.
2. Vea cómo aumenta más y más de tamaño a medida que se aproxima. Sienta su calor.
3. Ahora quédese totalmente quieto, impávido.
4. Vea ahora cómo la bola pasa a través de usted sin producirle daño alguno.

Estos ejercicios, utilizados individualmente o en combinación, le ayudarán a sobrevivir a los impulsos de fumar y a los sentimientos de ansiedad que pueden presentarse con la abstinencia. Practique todos ellos durante el periodo de entrenamiento de tres semanas, y cuando haya llegado el momento de dejar de fumar le parecerán viejos amigos.

COMO HACER FRENTE AL SINDROME DE ABSTINENCIA

Para ayudarse a superar la primera semana sin fumar, puede que quiera planearla con antelación y pedir un par de días libres en el trabajo. Si no puede hacerlo, advierta a su jefe, compañeros de trabajo, amigos y familiares que es posible que se muestre usted anormalmente irritable durante aproximadamente una semana. Si se da cuenta de que algunos síntomas de abstinencia persisten más de una semana, no se desanime. Todos reaccionamos de manera diferente, así que recuerde que aunque los síntomas de la abstinencia son desagradables mientras duran, se trata de algo pasajero. Armado con las técnicas de respiración y visualización que acaba de aprender podrá tomarse las cosas con calma.

A menos que sea usted muy desafortunado, no experimentará todos los síntomas que enumeramos a continuación. Pero incluso dos o tres de estos síntomas, cuando se presentan al mismo tiempo, pueden desorientarle y hacerle sentir que no tiene ninguna posibilidad de éxito. Recuerde que por muy mal que se sienta habrá pasado lo peor en aproximadamente una semana. Recuerde también que *ningún impulso violento, ya sea necesidad de comer o de fumar, durará más de quince minutos.*

Continúe recordándose a sí mismo por qué está dejando de fumar y dígase con frecuencia y en voz alta que va a conseguirlo. Visualícese como un no-fumador.

Algunos síntomas comunes de abstinencia

Tos con flemas

No se desanime; su tos es una señal de salud. Sus pulmones están limpiándose. Los cilios bronquiales, estructuras parecidas a cabellos que se encuentran a lo largo de los conductos bronquiales, están eliminando el alquitrán y la suciedad de los pulmones. Este proceso requiere algún tiempo. Sin embargo, todas las opiniones coinciden en que en menos de un año los pulmones de un fumador medio habrán recuperado su estado de salud original.

Dolores y calambres musculares

Sus hormonas, glándulas, músculos y sistema circulatorio sufrirán también la conmoción producida por la abstinencia. Alivie los músculos doloridos con un baño caliente. El agua caliente no sólo alivia los dolores y calambres; resulta además extremadamente relajante y calmante para los nervios.

Estreñimiento o diarrea

La nicotina se utiliza con frecuencia para regular el sistema digestivo. Al abstenerse de la nicotina, que es un estimulante, es muy posible que el sistema sufra una conmoción pasajera, pero las cosas se estabilizarán por sí mismas después de algunos días. Para el estreñimiento, beba un vaso de agua con cada comida.

Dolor de cabeza

En ocasiones, los fuertes dolores de cabeza se deben a un repentino flujo de sangre al cerebro al aumentar el volumen de la circulación una vez que se ha dejado de fumar. Pruebe a dar un paseo o bébase un vaso de agua, y tome lo que le haya recetado su médico para el dolor de cabeza.

Trastornos del sueño

El insomnio es un síntoma corriente de abstinencia. Pruebe a tomarse una taza de leche caliente antes de acostarse. A veces los viejos remedios son los mejores. Una sustancia llamada triptófano, que está presente en la leche, le ayudará a calmar los nervios.

Sensación de confusión e incapacidad para concentrarse

Los ocasionales sentimientos de confusión y la incapacidad para concentrarse son totalmente normales y no durarán mucho. La química de su cuerpo se está adaptando al descenso del nivel de nicotina en la sangre. La otra razón por la que podría sentirse mareado es que al fumar se inhala monóxido de carbono. El monóxido de carbono le arrebata el oxígeno del cuerpo. Al dejar de fumar, el cerebro recibe más oxígeno del habitual, lo que a menudo produce mareos.

Falta de energía

Usted está habituado a animarse con la ayuda de un excitante o calmarse con un sedante veinte o treinta veces al día. Su primer cigarrillo del día le ponía en marcha por la mañana al estimular el sistema nervioso central y las glándulas suprarrenales y aumentar su nivel de energía. Por supuesto, veinte minutos más tarde, cuando su nivel de energía desciende, necesita usted otra sacudida. Una vez que el cuerpo se ha recuperado de la abstención inicial de nicotina, la buena alimentación y el ejercicio le proporcionarán toda la energía que necesita.

Irritabilidad

Aparte del efecto de la droga sobre su sistema nervioso, ha utilizado usted los cigarrillos como calmante para controlar su furia. En el programa le ofrecemos varios consejos para aliviar la frustración. Advierta a todas las personas importantes para usted que se va a convertir en Atila, rey de los hunos, durante una o dos semanas.

La ansiedad

Aunque usted ha estado utilizando los cigarrillos para calmar los nervios, algunas pruebas parecen indicar que la adicción a la nicotina en realidad puede producir sentimientos de ansiedad. Una vez que haya superado el periodo de abstinencia, es muy probable que se convierta en una persona más calmada y menos ansiosa.

La depresión

La mayoría de las personas que dejan de fumar sufren una ligera depresión. No se trata solamente de una reacción fisiológica a la abstinencia de la nicotina; también es un síntoma de su sensación de pérdida.

En algunos casos la depresión puede llegar a ser muy grave, tan debilitante que usted sienta que verdaderamente no puede hacerle frente por sí solo. No se alarme; no se está volviendo loco. Está usted abandonando una droga muy nociva.

Probablemente no sufra usted todos estos síntomas, pero esté preparado al menos para sentirse irritable, distraído y en términos generales bastante mal durante este periodo. Si persistiera cualquiera de los síntomas, consulte a su médico. Cuando el camino sea duro y sienta que flaquea su resolución, hay unas cuantas cosas que debería tener presentes. Recuérdese lo que va a ganar con ello. Su salud, en primer lugar. Su piel tendrá un aspecto más juvenil y menos arrugado a medida que se inviertan los efectos dañinos del tabaco. Su cabello tendrá una fragancia más seductora, así como su aliento y su ropa. Sus dientes estarán más blancos. Sus amigos se mostrarán encantados. Los desconocidos no-fumadores le respetarán. Será usted más rico (los cigarrillos son caros), y se verá libre de un hábito que le ha esclavizado durante años. En el trabajo será admirado por su perseverancia y su control. En el hogar estará ayudando a las personas a las que quiere a conservar la salud. Habrá tomado usted las riendas de su vida.

4. EL EJERCICIO

LOS OBJETIVOS DEL EJERCICIO

El entrenamiento

Durante la primera parte del periodo de entrenamiento el objetivo es conseguir que tanto el cuerpo como la mente se habitúen a hacer ejercicio regularmente. El ejercicio le hará sentirse más fuerte y sano, de manera que cuando llegue el momento de dejar los cigarrillos, la abstinencia de la nicotina no suponga una conmoción para su sistema. A medida que se ponga en forma se sentirá mejor consigo mismo y tendrá más probabilidades de atenerse a su plan. Sólo son necesarios unos pocos minutos al día.

Comenzará por seguir el consejo de caminar diez minutos diarios. Es posible que para los fumadores empedernidos incluso estos diez minutos de constante caminar constituyan un desafío, pero la mayoría se mostrará de acuerdo en que se trata de una tarea fácil; quizás incluso demasiado. Pero los expertos en salud insisten en que el mejor ejercicio es el que se realiza de manera pausada y regular. Los periódicos y revistas se hacen eco de estas opiniones. Un artículo publicado en *Vogue* en junio de 1987, titulado «¿Por qué caminar?», afirma: «En la actualidad la mayoría de los expertos está de acuerdo en que el ingrediente fundamental para la buena forma física es la perseverancia en el ejercicio y no su intensidad... Es mucho mejor caminar todos los días que correr una o dos veces por semana.»

Puede que al principio sienta la tentación de iniciar un programa más ambicioso. Le recomendamos que se atenga al plan de caminatas indicado. A medida que avance el programa, el ritmo se intensificará gradualmente.

Dejar de fumar

Cuando llegue el momento de dejar de fumar cigarrillos, en la cuarta semana del programa, la caminata diaria formará parte de su rutina. Su nivel de ejercicios se habrá intensificado hasta un paseo diario de treinta minutos, lo bastante como para ayudar a contrarrestar la caída del metabolismo provocada por la abstención de la nicotina.

Es posible que no le apetezca demasiado hacer ejercicio durante la primera semana sin cigarrillos si sufre usted «bajones» o molestias causadas por la abstinencia. Resista ese impulso de flojear. El ejercicio, que libera determinadas hormonas, mejora su suministro de oxígeno y relaja la tensión muscular, es exactamente lo que usted necesita tanto para mejorar su actitud como para remediar sus síntomas físicos.

Tres o cuatro días después del último cigarrillo, cuando la mayor parte de la nicotina y otras toxinas presentes en el tabaco han sido eliminadas por el cuerpo, le recomendamos que prolongue sus caminatas diez minutos más, de manera que el tiempo total dedicado a caminar diariamente sea de cuarenta minutos. Esto no siempre resulta fácil de incluir en un horario apretado, pero merece la pena el esfuerzo. Además de sus otras ventajas, el ejercicio puede también fortalecer su determinación de no fumar, si tiene usted algo en común con un grupo de ex fumadores suizos a los que se les preguntó por qué seguían absteniéndose de fumar: el veintiocho por ciento declaró que la razón principal era mantenerse en mejor forma para las actividades deportivas, y el noventa por ciento consideraba que su estado actual de forma física era mejor que antes de dejar de fumar.

El mantenimiento

Hasta este momento nos hemos concentrado en una sola forma de ejercicio: caminar. Los objetivos del periodo de mantenimiento incluyen el de alentarle a comenzar a practicar variaciones más vigorosas de este ejercicio, como las caminatas campo a través o la marcha. Los ex fumadores que hayan alcanzado un alto nivel de forma física pueden estar interesados en practicar estos y otros ejercicios aeróbicos para fortalecer su rendimiento cardiovascular. Añadir otras formas de ejercicio, como la natación o el ciclismo, al programa de caminatas básico es un buen modo de mantener vivo el interés y el buen ánimo durante el primer año sin cigarrillos. Idealmente, usted seguirá haciendo ejercicio durante muchos años más.

Hay muchas razones por las que nuestro programa desaconseja las modalidades más vigorosas de ejercicio físico hasta que no hayan transcurrido varias semanas sin cigarrillos. A menos que sea usted una persona muy sana, menor de cuarenta años y/o fumara muy poco (menos de diez cigarrillos al día), su cuerpo necesita tiempo para recuperar su capacidad natural de absorber y distribuir el oxígeno con eficacia, un proceso que se ve afectado por el hábito de fumar. Las paredes de las arterias coronarias empezarán a regenerarse de inmediato, pero el proceso puede ser lento.

¿Cuánto tiempo es necesario en total? Nadie lo sabe con certeza. No existe una manera infalible de determinar en qué medida los daños pueden ser atribuidos al hábito de fumar. Según las estimaciones más moderadas, se calcula que el cuerpo necesita por lo menos un año o más para recuperarse. Muchas compañías de seguros esperan al menos ese periodo de tiempo antes de aplicar las reducciones de tarifas para los no fumadores.

El número de abril de 1988 de *The New England Journal of Medicine* («Boletín médico de Nueva Inglaterra») publicaba un informe según el cual un grupo de enfermeras de edades comprendidas entre los treinta y los treinta y cinco años que fumaban un máximo de catorce cigarrillos diarios tenían dos veces más probabilidades que sus colegas no fumadoras de sufrir un ataque al corazón. Las enfermeras que fumaban veinticinco cigarrillos diarios corrían un riesgo cuatro veces mayor. Y cuando dejaron de fumar fueron necesarios dos años para que sus probabilidades descendieran al nivel de los no fumadores.

Resumiendo, para mayor seguridad incremente lentamente la intensidad de los ejercicios. Continúe trabajando su fuerza y su resistencia de manera gradual.

Al final del primer año sin cigarrillos su peso y sus hábitos alimenticios probablemente serán similares a los de los individuos que nunca han fumado.

Si el programa de mantenimiento da resultados en su caso, probablemente decidirá usted que el ejercicio regular entre a formar parte de su rutina diaria. Un estudio realizado con 16.936 antiguos alumnos de Harvard mostraba que aquellos que dejaron de fumar y adoptaron una forma de vida más activa experimentaron una enorme mejoría en su salud. El estudio llegaba a la conclusión de que la actual revolución del ejercicio puede mejorar la actitud ante la vida, la salud cardiovascular y la longevidad. Esperamos que nuestro programa le ayude tomar parte en esta revolución.

¿POR QUE HACER EJERCICIO?

El ejercicio es su arma secreta para combatir el aumento de peso, además de otros desagradables efectos secundarios de la abstinencia de la nicotina. Desde el punto de vista del control del peso, la ventaja más evidente de hacer ejercicio es que durante la actividad física se consumen calorías. Pero además, el ejercicio presenta algunas ventajas concretas para quien está dejando de fumar.

EL METABOLISMO

No nos cansaremos de repetirlo: la única manera segura de aumentar la velocidad del metabolismo, aparte de fumar cigarrillos, es hacer ejercicio. El ejercicio regular puede incrementar la velocidad metabólica no sólo mientras se practica sino también después, durante un periodo de tiempo que posiblemente se prolongue durante veinticuatro horas, según el libro *Your Good Health* («Su buena salud») de la Harvard University Press.

Las ventajas psicológicas

Kenneth Cooper, presidente del Centro Aeróbico de Dallas, recomienda ejercicio como medio para dejar de fumar a causa de sus ventajas, tanto físicas como psicológicas. En su libro *Running Without Fear* («Corriendo sin temor»), el doctor Cooper afirma que el ejercicio no puede contrarrestar los daños que sufre el cuerpo si se continúa fumando, pero en su opinión puede ayudar a abandonar este hábito. Cooper ha recibido cientos de cartas de antiguos fumadores contándole que nunca habrían podido dejar el hábito sin hacer ejercicio. En su libro llega a la conclusión de que practicar una actividad física habitualmente «parece haberles proporcionado una disciplina y autoconfianza generales de las que antes carecían».

El «ejercicio» de fumar

Puede que a primera vista parezca una tontería, pero lo cierto es que el acto de fumar supone una cierta actividad física que algunos investigadores consideran lo bastante significativa como para preguntarse si la *ausencia* de esta actividad al dejar de fumar puede explicar en parte el aumento de peso que se suele producir. La Asociación Americana contra el Cáncer afirma que un fumador medio de dos paquetes diarios aspira alrededor de cuatrocientas bocanadas al día. ¿Es posible que todos esos movimientos de la mano y el brazo supongan verdaderamente alguna clase de *ejercicio*?

Es una posibilidad digna de tenerse en cuenta, según Bryant A. Stamford y sus colegas de la Universidad de Louisville, cuyo estudio sobre la relación entre el abandono del tabaco y el aumento de peso fue presentado en el número de abril de 1986 de *The American Journal of Nutrition* («Boletín americano de nutrición»): «Es posible que los fumadores y los no fumadores se comporten de manera distinta en lo relativo a pautas de actividad física que resulta difícil evaluar y cuantificar», escriben el doctor Stamford y sus colaboradores, que apuntan que cambiar de posición o de postura con mayor frecuencia o realizar contracciones isométricas de varios grupos de músculos al fumar son algunas de las modalidades que adopta el ejercicio entre los fumadores. Stamford admite que quizá parezca una actividad excesiva, pero «los efectos acumulativos a lo largo de las dieciséis horas de vigilia pueden ser significativos».

Si, como indica este estudio, el acto de fumar conlleva suficiente actividad física como para contribuir a mantener el peso, parece evidente que la sustitución de lo que el doctor Stamford llama «el movimiento mundano» por un plan escalonado de ejercicios es una manera excelente de combatir el aumento de peso.

Gane músculos, no grasa

En un estudio sobre el abandono del tabaco realizado en la Universidad de Louisville, los trece sujetos que consiguieron dejar de fumar engordaron una media de 2,2 kilos en cuarenta y ocho días. El peso ganado consistía en un noventa y seis por ciento de grasa y un exiguo cuatro por ciento de tejidos magros y agua. Si los sujetos del estudio hubieran iniciado un programa de ejercicios la historia podría haber sido distinta. El ejercicio estimula la producción de tejido muscular en lugar de grasa. Según el consejo redactor de *Your Good Health* («Su buena salud»), de la Harvard University Press, «el ejercicio parece tener un efecto diferente en la cantidad de grasa que el cuerpo quiere mantener».

El ejercicio como sustituto del tabaco

La gente muestra tendencia a utilizar el tabaco y el ejercicio por razones parecidas en algunos casos, y éste es uno de los motivos de que el ejercicio sea un buen sustituto del tabaco.

Como tranquilizante

— El tabaco ayuda a la gente a calmarse al estimular la producción en el cerebro de epinefrina y otras sustancias que controlan el dolor, el estrés y la ansiedad.
— El ejercicio, llamado con frecuencia el «tranquilizante natural», hace que el cuerpo libere betaendorfina, una sustancia que ayuda a aliviar la depresión y que produce una sensación de bienestar.

Como estimulante

— El tabaco estimula ciertos transmisores del cerebro que contribuyen a crear las sensaciones de atención y concentración.

— El ejercicio incrementa los niveles de dos estimulantes naturales producidos por las glándulas suprarrenales, la epinefrina y la norepinefrina.

Para controlar el peso

— El tabaco ayuda a no engordar. La razón exacta no está del todo clara, pero probablemente esté relacionada con los efectos de la nicotina en el metabolismo.
— El ejercicio ayuda a no engordar al quemar calorías y regular el metabolismo.

Para combatir el aburrimiento y la depresión

— El tabaco estimula la producción de sustancias que hacen que la gente se sienta menos deprimida. También proporciona una manera de matar el tiempo. Según la Asociación Americana contra el Cáncer, un fumador se mantiene ocupado de tres a cuatro horas diarias con un cigarrillo en la boca o en la mano.
— El ejercicio estimula la producción de sustancias en el cerebro que son antidepresivos naturales. También evita el ensimismamiento en los propios problemas, según el psiquiatra de Manhattan, Ralph Wharton. «En el peor de los casos hay que estar atento a la dirección que tomamos al caminar», añade el doctor Wharton, que recomienda ejercicio a muchos de sus pacientes que sufren de depresión.

CAMINAR:
EL EJERCICIO IDEAL

Un programa de ejercicios eficaz debe satisfacer varios requisitos. Ha de ser lo bastante fácil para que los principiantes puedan empezar a practicarlo inmediatamente. No debe de exigir el uso de complicados equipos o instalaciones que no estén al alcance de todo el mundo (no todo el mundo puede disponer fácilmente de campos de golf, piscinas y pistas de tenis, por ejemplo).

El ejercicio ideal debe de ser seguro y no presentar peligro de lesiones. Las lesiones llevan al desánimo, que es una de las excusas más frecuentes para abandonar un programa de puesta a punto. Los deportes enérgicos, como el *jogging* o el *squash*, pueden exigir demasiado de sistemas cardiovasculares debilitados por años de fumar. (Para mayor seguridad, recomendamos esperar de seis meses a un año si quiere usted empezar a hacer *jogging*. En cualquier caso, consulte primero a su médico.)

Los mejores programas de ejercicios son los que proponen actividades que pueden practicarse durante todo el año. Aunque deportes como el esquí y el ciclismo constituyen un entrenamiento excelente, requieren un clima apropiado para ser practicados.

Nosotras recomendamos el ejercicio aeróbico más antiguo que existe: caminar. Todo el mundo sabe cómo hacerlo. No es necesario adquirir un caro y sofisticado equipo o ropas especiales. Puede practicarse casi en cualquier sitio y en cualquier clima. Es el deporte con menor riesgo de lesiones que existe.

Pero ¿es verdaderamente beneficioso caminar? ¡Y cómo! Kenneth Cooper lo explica en su libro *Running Without Fear* («Corriendo sin temor»): «Puede que dé la impresión de que caminar requiere un esfuerzo físico demasiado pequeño, pero nada podría estar más lejos de la verdad.» Según Cooper, «el caminar se encuentra entre las cinco actividades aeróbicas que más beneficiosas resultan para el cuerpo».

Las ventajas de caminar

El caminar no sólo previene el aumento de peso al quemar calorías y regular el metabolismo, sino que además muchos estudios han demostrado que puede ayudar a *perder* peso. En uno de los estudios realizado en los años sesenta por Grant Gwinup, doctor en medicina por la Universidad de California-Irvine, un grupo de californianos con exceso de peso comenzaron a caminar durante un mínimo de treinta minutos diarios. No cambiaron sus hábitos alimenticios. Un año más tarde todos los sujetos habían perdido peso, una media de diez kilos por persona.

En el Centro Pritikin para la Longevidad, en California, sesenta y cuatro pacientes siguieron un programa de veintiséis días en el que caminaban dos veces al día durante periodos de entre treinta y cuarenta y cinco minutos. En combinación con la dieta Pritikin (rica en fibras e hidratos de carbono complejos y baja en grasas), el resultado fue que todos los sujetos habían perdido peso al final de los veintiséis días. Además, todos estos pacientes, que estaban a la espera de someterse a la implantación de un marcapasos, experimentaron un descenso de la presión arterial, una significativa reducción de sus niveles de colesterol y triglicéridos y, en algunos casos, un alivio de la angina de pecho. Un estudio de seguimiento llevado a cabo a lo largo de cinco años reveló que aquellos pacientes que continuaron con el programa de caminatas siguieron obteniendo de éste beneficios para su salud.

Caminar fortalece y entona los músculos, ayudando a conseguir una silueta más esbelta. «Probablemente se utilicen más músculos al andar que en cualquier otro ejercicio», afirma Gary D. Yanker, autor de *The Complete Book of Excercise Walking* («Manual completo del caminar como ejercicio»).

Caminar es una manera excelente de aliviar el estrés. A diferencia del *jogging*, por ejemplo, que no puede practicarse fácilmente de manera espontánea, puede usted caminar cada vez que sienta crecer la tensión producida por el ansia de fumar o de comer. A la mayoría de la gente le resultará difícil levantarse de un salto y salir corriendo en dirección a la pista de carreras o de tenis cada vez que sufra los envites del síndrome de abstinencia de la nicotina. Pero recorrer el vestíbulo a grandes pasos o dar la vuelta a la manzana es una manera excelente de relajar los músculos, hacer que la sangre fluya al cerebro y que el cuerpo libere sustancias que mejoren el estado de ánimo. Caminar es una manera estupenda de apartar la atención del ansia de fumar.

Ropa y equipo para caminar

Una de las muchas ventajas de caminar es que lo único que necesita como equipo es un reloj de pulsera y ropa corriente de diario. A continuación le ofrecemos algunos consejos sobre la manera más cómoda de vestirse para caminar.

El tocado

Una gorra de lana ayuda a mantener el calor cuando el tiempo es muy frío. En verano resulta útil una visera para proteger los ojos y la cara del sol; también puede llevarse al revés para proteger la parte posterior del cuello.

Las camisas

Lo mejor son las camisetas o chándales de tejidos ligeros. La mayoría de los caminantes experimentados prefieren el algodón o la lana porque «respiran» mejor que los tejidos sintéticos, manteniéndoles más frescos y secos. Pero también se han popularizado algunos de los nuevos materiales sintéticos con ventilación mejorada. Por ejemplo, cuando hace mucho calor las camisetas ajustadas de polipropileno se mantienen más secas que el algodón. El gore-tex, generalmente utilizado para las prendas exteriores, es un tejido cómodo que repele el agua en el exterior y facilita la circulación del aire en el interior.

Los pantalones

Los pantalones tienen que ser anchos. Los pantalones de chándal o los pantalones cortos holgados (según el clima) resultan ideales. También en este caso los caminantes experimentados han considerado tradicionalmente que el algodón o la lana son los materiales más cómodos, pero los modernos tejidos sintéticos están ganando popularidad. Las mallas relucientes de licra o espandex, alegres y cómodas, se ven mucho en los últimos tiempos, aunque no resultan nada favorecedoras a menos que se tenga un físico perfectamente proporcionado. Para el tiempo frío, las mezclas de térmax o polipropileno son un buen material aislante, utilizado para las mallas que se llevan debajo de los pantalones de chándal o de gore-tex. Lo principal es evitar los pantalones ajustados, como por ejemplo los vaqueros, que se ciñen al cuerpo y rozan la piel.

Ropa para la lluvia

No hay ninguna razón para no caminar cuando está lloviznando si se tiene la ropa adecuada. Los pantalones de gore-tex y las chaquetas con capucha aíslan contra el agua pero permiten que el sudor se evapore bastante bien. Muchos caminantes prefieren los ponchos impermeables.

Los guantes y bufandas

Los guantes protegen las manos contra el frío. Los guantes de lana y las manoplas pueden resultar demasiado cálidos si se camina a un paso enérgico. Los guantes ligeros de algodón han ganado popularidad entre muchos corredores y caminantes.

Una bufanda de lana resulta útil cuando el tiempo es frío, tanto para mantener el calor en el cuello como para cubrir la nariz y la boca cuando bajan las temperaturas.

Los calcetines

Muchos corredores y caminantes prefieren los calcetines deportivos de orlón. Otros creen que el algodón mantiene los pies más secos que los tejidos sintéticos y evita la formación de ampollas. Los calcetines gruesos protegen los pies de las molestas rozaduras de los zapatos.

La ropa interior

También se prefiere el algodón, porque permite la evaporación de la humedad. Las mujeres de curvas opulentas pueden encontrar útil un sujetador deportivo. Se encuentran en las tiendas de artículos de deportes y están fabricados con tejidos porosos y diseñados especialmente para que no resulten demasiado ceñidos a la vez que proporcionan un buen sostén contra las oscilaciones de los pechos producidas al caminar o practicar otros deportes. Los calzoncillos y bragas de algodón producen menos irritaciones y sarpullidos que muchos tejidos sintéticos.

Los zapatos

Los zapatos son el elemento esencial del guardarropa del caminante, y merece la pena invertir dinero en unos que sean realmente buenos. Los zapatos de saldo con frecuencia tienen la puntera demasiado pequeña, lo que podría producir ampollas y callos. Los zapatos baratos son a menudo demasiado rígidos, con suelas delgadas y un dibujo de la huella poco eficaz. Por desgracia, todavía no hay muchas zapatillas deportivas diseñadas especialmente para caminar, pero la mayor parte de las zapatillas de *jogging* resultan adecuadas para un programa de caminatas corriente. Busque unos zapatos sin tacones elevados para conseguir el movimiento de oscilación ideal entre el talón y los dedos del pie al caminar.

El material. Algunas personas prefieren el aspecto y el tacto de los zapatos de cuero flexible. Los zapatos de malla de nailon se secan con mayor rapidez y son lavables. También «respiran» mejor, son más flexibles y ligeros.

La confección. Busque zapatos con lengüeta acolchada para evitar los roces y con el contrafuerte mullido para evitar la formación de ampollas. Una plantilla (la parte sobre la que descansa el pie) flexible y la suela intermedia (la parte entre la plantilla y la suela) razonablemente gruesa son importantes para absorber los impactos y proporcionar un buen apoyo. La suela intermedia de la mayor parte de las zapatillas de atletismo es de poliuretano, aunque algunas contienen agua, gel o bolsas de aire. Una suela externa (la parte inferior del zapato) duradera que sea flexible y tenga dibujos en la huella para mejorar la tracción es también el signo de un zapato bien hecho.

La talla. Lleve puestos calcetines gruesos de algodón (del tipo que llevará cuando salga a caminar) cuando se pruebe los zapatos. Pruébese tanto el zapato izquierdo como el derecho. Asegúrese de que hay espacio de sobra para mover los dedos. Compruebe que el talón se ajusta firmemente. Camine por la tienda. Salte, dé pequeños brincos, balancéese de adelante atrás sobre los talones y los dedos de los pies.

¿Son cómodos los zapatos? ¿Rozan en algún lugar? ¿Parecen flexibles? No permita nunca que un vendedor entusiasta le convenza para comprarse unos zapatos incómodos con la promesa de que usted pronto los domará. Si no son cómodos desde el primer momento, lo más probable es que nunca lo sean.

Equipo misceláneo para caminantes

Protector solar. Si su piel es muy clara o sensible, aplique una crema protectora contra el sol en la cara, el cuello, las manos y cualquier otra parte del cuerpo que vaya a estar expuesta al sol. Proteja sus labios con una barra de protector labial. La crema contra las radiaciones solares no sólo protegerá su piel contra las arrugas, la decoloración y el envejecimiento provocados por la exposición al sol, sino que puede incluso salvarle la vida. El melanoma, la forma más grave de cáncer de piel, ataca a alrededor de veintisiete mil personas al año. Según la Asociación Americana contra el Cáncer, la exposición al sol es uno de los principales factores desencadenantes del melanoma y es la causa de más de medio millón de casos de otros tipos de cánceres de piel y de cincuenta y ocho mil muertes al año en Estados Unidos.

Los pesos. A muchos caminantes y corredores les gusta llevar pesos en la mano o atárselos alrededor de los tobillos o la cintura. Los pesos ayudan a quemar más calorías y a formar más tejido muscular. Es posible que prefiera esperar a tener algunas semanas de experiencia caminando antes de probarlos. Los pesos pueden producir dolores en los codos y las rodillas, de manera que es mejor que consulte a su médico de cabecera antes de utilizarlos.

El podómetro. Un podómetro mide la longitud de los pasos, además de indicar la distancia recorrida. El podómetro no siempre es muy exacto, ya que está ajustado para la longitud de la zancada, que varía al caminar. Los podómetros pueden darle una idea general de los kilómetros recorridos, y a algunas personas les encantan, pero desde luego no son necesarios.

El pulsómetro. Un pulsómetro le permite saber de inmediato el aumento de los latidos del corazón al caminar. Este aparato resulta útil para los caminantes de más edad o para aquellos que sufran determinado tipo de enfermedades, como algunos de los trastornos coronarios que los fumadores empedernidos muestran tendencia a padecer. Puede que le convenga discutir la conveniencia de utilizar un pulsómetro con su médico de cabecera.

COMO COMENZAR UN PROGRAMA DE CAMINATAS

Cuándo caminar

El tiempo reservado para hacer ejercicio ha de ser por fuerza el resultado de una elección subjetiva basada en su rutina diaria. Aún no está claro si existe un momento objetivamente «ideal» para hacer ejercicio. Algunas investigaciones indican que el ejercicio realizado por la mañana temprano, antes del desayuno, quema el mayor número de calorías. Otros estudios han llegado a la conclusión de que el ejercicio realizado al final del día es el más eficaz. Al menos mientras no se disponga de datos más concluyentes, decida usted mismo cuándo hacer ejercicio. Caminar por la mañana, antes de aplicarse a sus ocupaciones diarias, es una garantía de que el ejercicio no quedará desterrado de las actividades de la jornada. Por otra parte, si su trabajo comienza muy temprano, puede que decida usted hacer ejercicio al mediodía o por la tarde, al volver a casa después del trabajo. (Advertencia: el ejercicio enérgico justo antes de acostarse puede sobreexcitarle hasta el punto de impedirle conciliar el sueño.)

Lo importante es que incorpore a su horario el tiempo que va a dedicar habitualmente al ejercicio. Si se limita a esperar al «momento adecuado» lo más probable es que no lo haga.

En la etapa de entrenamiento no debe usted fumar durante el tiempo dedicado al ejercicio. No lleve nunca los cigarrillos cuando salga a caminar.

Qué distancia recorrer

En las secciones de entrenamiento y de abandono del tabaco del programa encontrará instrucciones sobre el número de minutos que debe dedicar a caminar cada día. La distancia no tiene importancia al principio; lo que importa es *el tiempo* dedicado a caminar. Las velocidades son extremadamente variables; puede que su vecino tarde el doble que usted en recorrer una manzana o un kilómetro. Su objetivo es que cuando llegue el momento de dejar de fumar esté caminando treinta minutos al día, la cantidad mínima de tiempo necesaria para una buena salud cardiovascular y para quemar cantidades importantes de calorías. No se preocupe por la distancia recorrida.

Decida su itinerario antes de comenzar a caminar. Mire el reloj al empezar, camine durante la mitad del tiempo fijado para ese día y luego dé media vuelta.

A QUÉ VELOCIDAD CAMINAR

Como hemos dicho antes, la regla es seguir un ritmo lento y regular. Aunque es cierto que si se camina más deprisa se queman más calorías, el ritmo más largo y estable es más eficaz que el breve y rápido. «Hace mucho que los expertos en ejercicio saben que la duración de un ejercicio en particular actúa en conjunción con la frecuencia con que se realiza», explica Gary D. Yanker en su libro *The Complete Book of Exercise Walking* («Manual completo del caminar como ejercicio»).

Cuando realiza usted alguna actividad su cuerpo quema calorías a mucha mayor velocidad que cuando se encuentra en reposo, de manera que cada vez que hace una pausa en sus caminatas el ritmo al que se queman las calorías sufre un descenso. Siga avanzando; no se detenga para mirar los escaparates o los pájaros. Fije un paso que le resulte cómodo, lo bastante rápido como para sentir que está haciendo ejercicio pero lo bastante lento como para evitar quedarse sin aliento. Nunca se imponga un ritmo tan vigoroso que dificulte la conversación.

Dónde caminar

Los lugares habituales para caminar son las rutas campo a través, los parques en las ciudades, las sendas de excursionistas, los campos de golf y las pistas de atletismo de las escuelas secundarias y universidades. Los centros comerciales también son buenos lugares para caminar, seguros y abiertos todo el año; de hecho, el *mall-walking* (caminar por los centros comerciales), como se lo conoce en la actualidad, se ha popularizado tanto que en muchas comunidades los centros comerciales se abren antes de las horas de comercio para complacer a los caminantes mañaneros.

CONSEJOS PARA LOS FUMADORES QUE YA HACEN EJERCICIO

Aunque la mayoría de los fumadores no siguen un programa de ejercicios regularmente, es posible que sea usted uno de esos bichos raros que encienden un cigarrillo después de hacer *jogging* durante tres kilómetros. Dado que las consecuencias de fumar para el metabolismo distan mucho de estar claras, es posible que su actual programa de ejercicios no le proteja contra el aumento de peso al dejar de fumar. Existen abundantes pruebas que indican que el aumento del peso corporal asociado al abandono del tabaco puede deberse a la eliminación de un estímulo metabólico: los cigarrillos. Parece probable que incluso los fumadores que hacen ejercicio engorden al ser eliminado este estímulo. Si consume usted más calorías, sobre todo en forma de grasas y azúcar, una vez que ha dejado de fumar, con toda probabilidad ganará peso a menos que haga más ejercicio para quemar las calorías adicionales.

Tiene usted dos alternativas. La primera es esperar para ver si los kilos se acumulan cuando deje de fumar. El inconveniente de este plan es que el aumento de peso puede inducirle a volver a fumar. La segunda alternativa, que es la que recomendamos, es la de tomar medidas preventivas: incremente su nivel de ejercicios al dejar de fumar y minimice así las posibilidades de engordar y reincidir en su hábito.

Añada entre diez y treinta minutos más a su programa diario de ejercicios (empiece con diez minutos y aumente gradualmente hasta llegar a los treinta minutos para el periodo en que dejará de fumar). O incorpore el programa de caminatas de *Cómo dejar de fumar y no engordar* a su entrenamiento diario. Hágalo al principio o al final de su periodo habitual de ejercicios, o por separado, en otro momento del día.

5. LA DIETA

LOS OBJETIVOS DE LA DIETA

Un artículo publicado recientemente en el *Keio Journal of Medicine* («Boletín de medicina de Keio») llegaba a una conclusión que no sorprenderá a muchos antiguos fumadores: los ex fumadores tienen hábitos alimenticios poco sanos y muestran tendencia a aumentar su consumo de calorías después de renunciar a los cigarrillos. Los autores recomendaban que se incluyera la educación dietética en todos los programas para dejar de fumar.

Embarcarse en un curso intensivo sobre nutrición es una carga bastante pesada cuando se está a punto de renunciar a los cigarrillos. Para simplificar la tarea, concéntrese usted en los tres cambios más importantes que puede hacer en su dieta: aumentar el consumo de hidratos de carbono complejos y fibra, disminuir el consumo de grasas y reducir la cantidad de azúcar en su alimentación. Estas eran las tres líneas directrices principales del informe orientativo publicado por el Comité Electo del Senado para la Nutrición y Necesidades Humanas. Los objetivos dietéticos para Estados Unidos presentados por el Comité incluían el incremento del consumo de hidratos de carbono complejos, pasando del veintiocho al cuarenta y ocho por ciento en nuestra dieta; la disminución del consumo de azúcares refinados y procesados en un cuarenta y cinco por ciento, de manera que represente sólo el diez por ciento del consumo total de calorías, y la reducción del consumo total de grasas del cuarenta al treinta por ciento, con un porcentaje de grasas saturadas que no exceda del diez por ciento.

Una gran cantidad de investigaciones sobre la dieta realizadas a lo largo de los últimos años ha demostrado que la nutrición no sólo juega un papel fundamental en el mantenimiento de la salud, sino que además lo que comemos puede influir en nuestro estado de ánimo. Los científicos creen que los mensajes se transmiten de unas células a otras en el cerebro por medio de impulsos eléctricos y de sustancias llamadas neurotransmisores. Estos mensajes afectan directamente a nuestros estados de ánimo.

Los alimentos que se toman no sólo influyen en el estado de ánimo; además, afectan a la cantidad de energía de que disponemos. Ya se lleve una vida sedentaria o activa, obtenemos la energía de los alimentos. La razón por la que muchos deportistas siguen dietas con un bajo consumo de carnes rojas y azúcares refinados y ricas en hidratos de carbono complejos es que los hidratos de carbono son fácilmente digeridos por el cuerpo, proporcionándole energía y resistencia de manera inmediata. Como además son alimentos pesados, producen una sensación de saciedad que ayuda a reducir la cantidad total de alimentos consumidos una vez se ha dejado de fumar.

El incluir en la dieta más hidratos de carbono con un alto contenido en fibra es una manera excelente de comenzar un programa de mejora de la alimentación.

LOS HIDRATOS DE CARBONO COMPLEJOS

Comience a mejorar su dieta familiarizándose con la clase de alimentos que contienen hidratos de carbono complejos. A efectos prácticos, recuerde que los hidratos de carbono son de procedencia vegetal más que animal. Las frutas, verduras y granos poseen hidratos de carbono. Cuando los hidratos de carbono han sido procesados y despojados de su valor alimenticio, como ocurre por ejemplo con el azúcar, la harina blanca y el arroz blanco, se denominan hidratos de carbono refinados.

La fibra

Los alimentos ricos en hidratos de carbono complejos son la única fuente de hidrato de carbono vegetal que llamamos fibra dietética. La principal utilidad de la fibra es que empuja los desechos a lo largo del aparato digestivo, manteniéndolo en buen estado de funcionamiento. Pero ¿por qué es esto de particular utilidad para usted en su calidad de ex fumador, dejando aparte las consideraciones generales sobre la salud? Schnedorf e Ivy, en su estudio «Efectos del tabaco sobre el tubo digestivo», publicado por *The Journal of the American Medical Association* («Boletín de la Asociación Médica Americana») en 1938, demuestran que los alimentos recorren el aparato digestivo más rápidamente en los fumadores que en los no fumadores. Otros investigadores postulan que si al dejar de fumar se reduce la velocidad a la que los alimentos son eliminados del sistema, las calorías adicionales quedan almacenadas, aumentando de este modo la probabilidad de engordar.

Existen muchas clases distintas de fibra en los alimentos; probablemente las más conocidas sean las del trigo y el salvado de la avena. Otras formas comunes de fibra dietética son la pectina, la celulosa y las resinas. Algunas fibras son hidrosolubles y otras insolubles. Todas estas diferentes clases de fibra tienen su importancia nutritiva. La fibra que necesitamos se puede obtener de una serie de alimentos ricos en fibra. En nuestra opinión, los suplementos de fibra en cápsulas tienen una utilidad bastante discutible y le recomendamos que consulte a su médico antes de utilizarlas.

¿Cree usted que su dieta es ya muy rica en fibra? Piénselo mejor. Para que su consumo alcance los veinte o treinta gramos de fibra dietética recomendados por el Instituto Nacional contra el Cáncer tendría usted que tomar mucha más fibra que la mujer media americana, que según una reciente encuesta del Departamento de Agricultura de los Estados Unidos sólo consume alrededor de doce gramos diarios. El hombre medio americano consume aún menos. Las siguientes recomendaciones, tomadas de la revista *Prevention,* le proporcionará algunas indicaciones útiles sobre cómo incluir más fibra en su dieta.

QUINCE MANERAS FÁCILES DE CONSUMIR MÁS FIBRA*

1. Tome siempre pan integral. El pan de trigo entero (o de otro grano entero) debería de ser la regla y no la excepción.
2. Satisfaga su apetito por los dulces con fruta. Las bayas (moras, arándanos, frambuesas, fresas), manzanas, plátanos y melocotones constituyen un postre excelente.
3. Busque restaurantes que ofrezcan ensaladas con una amplia variedad de verduras frescas, no simplemente lechuga. Y haga esa clase de ensaladas en casa.
4. Tome cereales con un alto contenido en fibra regularmente en el desayuno.
5. No pele las manzanas, peras o melocotones al asarlos al horno.
6. Coma las patatas y otras verduras con la piel.
7. Coma verduras con tallos o troncos comestibles, como el brécol.
8. Coma frutas con semillas comestibles, como frambuesas, moras y fresas.
9. Coma frutas secas, como albaricoques secos, ciruelas pasas y uvas pasas. Presentan una

* Reproducido con el permiso de la revista *Prevention*. © 1987, Rodale Press, Inc. Derechos reservados.

mayor concentración de fibra (pero también de calorías).

10. Coma las membranas que quedan en las naranjas y pomelos después de pelarlos.
11. Tome frutos secos como aperitivo.
12. Sustituya la carne de vacuno por judías cuando prepare guisos.
13. Tome palomitas de maíz.
14. Añada cebada a las sopas de verduras.
15. Recuerde que el grano entero no se limita necesariamente al pan y los cereales. Tome arroz integral, tortas de maíz, alcuzcuz o pasta de trigo integral.

LA GRASA

Además de constituir el principal riesgo dietético para la salud en América, las grasas, como todo el mundo sabe, engordan. No hay ninguna duda de que todos estaríamos más sanos si redujéramos las grasas de nuestra dieta. Por desgracia, las personas que dejan de fumar muestran propensión a tomar aún *más* grasa para compensar su dependencia de los cigarrillos, porque los alimentos grasos son fáciles de encontrar y producen una satisfacción inmediata. La mayor parte de las «comidas rápidas», por ejemplo, tienen un alto contenido en grasas.

Puede que no sea usted consciente de la cantidad exacta de grasas que consume realmente. El Departamento de Agricultura de Estados Unidos realizó una encuesta a escala nacional en la que llegaba a la conclusión de que las grasas representan, como término medio, el cuarenta y cinco por ciento del total de calorías de las dietas de los hombres jóvenes.

¿Qué cantidad de grasa debemos incluir en nuestras dietas? La Asociación Americana de Cardiología y la Academia Nacional de Ciencias afirman que un máximo del treinta por ciento, una cifra que muchos profesionales de la salud todavía encuentran demasiado alta. Según estos últimos, un veinte por ciento es mejor para la salud.

Cómo reducir las grasas en nuestra dieta

Con un poco de práctica, no es demasiado difícil reducir una parte del exceso de grasa de nuestra dieta. Aquí tiene algunos consejos.

Puede comenzar por eliminar o reducir a la mitad algunas de las fuentes de grasas más evidentes de la dieta: la mantequilla y la margarina, la crema agria, los aliños para ensalada, los productos de pastelería y otros alimentos claramente ricos en grasas. Reduzca el consumo de alimentos fritos, que también son ricos en grasas. Las patatas fritas, por ejemplo, contienen ocho veces más grasa que las patatas cocidas; éste es un buen ejemplo de cómo alimentos que por su naturaleza presentan un bajo contenido en grasa pierden en gran parte sus valores nutritivos al ser sumergidos en grasas a altas temperaturas.

En segundo lugar, cobre conciencia de los modos en que la grasa se introduce subrepticiamente en la dieta. La siguiente tabla, en la que se comparan algunos alimentos comunes, indica las diferencias de sus contenidos en grasa y las calorías.

Calorías y gramos de grasa de algunos alimentos comunes

	Calorías	*Gramos de grasa*
Mortadela (4 lonchas)	356	32,0
Pavo blanco (100 gramos)	157	3,2
Pastrami (140 gramos)	495	41,5
Ensalada de atún (3/4 de taza)	290	14,4
Solomillo a la parrilla (85 gramos)	276	20,9
Filete de salmón a la parrilla (85 gr.)	149	6,8
Calzone (*pizza* doblada por la mitad de carne y queso, 212 gramos)	736	37,9
Burrito (taco de maíz) con pollo y judías	236	8,1
Espaguetis con carne y salsa de tomate	402	34,0
Espaguetis con salsa de almejas y tomate	226	7,0
Pizza con pimientos (dos raciones)	440	14,0
Pizza de queso solo (dos raciones)	400	8,0

Ahora que sabe que los embutidos tienen por lo general un alto contenido en grasas, se sentirá más inclinado a elegir carnes de pavo o de pollo. Cuando se dé cuenta de que añadir suplementos de carne y queso a las *pizzas*, hamburguesas y espaguetis puede duplicar el número de calorías y aumentar en más de tres veces la cantidad de grasas, puede que prefiera prescindir de estos extras y pedir la pasta con carne de ave o mariscos. Saber que los alimentos cocidos al horno o al vapor, escalfados, asados o hervidos son mucho menos grasos que los fritos o salteados puede influir en su manera de cocinar y en su elección de platos cuando coma en un restaurante.

Las grasas saturadas e insaturadas

«Saturada» e «insaturada» son términos relativos a la composición química de las grasas. Las grasas saturadas son las que tienen el mayor número de átomos de hidrógeno, con enlaces simples entre los átomos de carbono y los de hidrógeno. Las grasas insaturadas se caracterizan por la ausencia de algunos de estos átomos de hidrógeno; las monoinsaturadas tienen un enlace doble entre los átomos de carbono e hidrógeno, mientras que las poliinsaturadas tienen dos o más enlaces dobles.

«¿Y qué?», puede que usted proteste, y con razón. «¿Qué demonios me importa a mí toda esta química adiposa?» Para explicarlo de una manera simple, los átomos de hidrógeno cambian la naturaleza de los ácidos grasos esenciales de un modo que, en opinión de la mayoría de los expertos en nutrición, tiene un efecto negativo sobre el cuerpo humano. Cuanto más hidrogenadas son las grasas más elevan los niveles de colesterol en la sangre. En otras palabras, son mucho más sanas las grasas poliinsaturadas y monoinsaturadas que las saturadas.

Las grasas saturadas son siempre sólidas. Las grasas insaturadas son siempre líquidas. Resulta fácil recordarlo si se piensa en la diferencia entre la mantequilla (saturada) y el aceite de oliva (insaturado). Pero uno de los equívocos que pueden producirse es que las grasas insaturadas pueden transformarse en grasas sólidas saturadas mediante la adición de hidrógeno, como en el caso de la margarina.

Las grasas saturadas se encuentran en los productos animales: mantequilla, carne de vacuno, carne de cerdo, carne de cordero y en la grasa del pollo y el pavo. Las grasas poliinsaturadas se encuentran en los aceites vegetales, como los extraídos de la soja, los cacahuetes, el maíz, el sésamo, el girasol, las nueces y las avellanas. Y la grasa monoinsaturada se encuentra en los aceites de oliva, almendras y aguacate.

Existen determinados aceites con los que hay que tener mucho cuidado. El aceite de semillas de algodón, a diferencia de otros poliinsaturados, presenta además un alto contenido de grasas saturadas. Tanto el aceite de palma como el de coco presentan cantidades importantes de grasas saturadas. Estas grasas saturadas, además de la grasa de la carne de vacuno, se utilizan con prodigalidad en la confección de las comidas rápidas.

Para reducir su consumo total de grasas al nivel recomendado del veinte por ciento, comience hoy mismo a seguir estos consejos de los expertos en nutrición:

— Las grasas saturadas deben representar menos de un tercio de su consumo total de grasas.
— Las grasas poliinsaturadas deben representar un tercio o menos de su consumo total de grasas.
— Utilice las grasas monoinsaturadas, en especial el aceite de oliva, para completar su consumo total de grasas.
— La frase «no contiene productos lácteos» en una etiqueta, no es una garantía de que los ingre-

dientes del producto sean poco grasos. Al contrario, estos alimentos contienen por lo general grandes cantidades de aceite de palma y/o aceite de coco, que, a diferencia de otros aceites vegetales, son grasas saturadas en un cien por cien: precisamente la clase de grasas que no deben formar parte de su dieta. Estos aceites baratos se utilizan profusamente en la elaboración de alimentos procesados.

— La palabra *light* en los envases de aceite de oliva no indica un menor número de calorías, sino un sabor más ligero. Utilícelo si sus papilas gustativas no están habituadas al sabor más fuerte del aceite de oliva tradicional.

EL AZUCAR

Para muchos ex fumadores el azúcar se convierte en el enemigo número uno después del tabaco. Según ciertas investigaciones, las personas que dejan de fumar muestran propensión a consumir alimentos más dulces. En un famoso experimento realizado por Neil E. Grunberg, por ejemplo, se ofreció a un grupo de fumadores y de personas que se estaban absteniendo de fumar una selección de alimentos dulces, sosos y salados. Aunque los dos grupos mostraron una inclinación parecida hacia los alimentos sosos y salados, el grupo de personas que estaba en proceso de dejar de fumar consumió más dulces que el de los fumadores. En otro estudio de laboratorio realizado por los doctores Judith Rodin y Jeffrey Wack, se descubrió que los sujetos consumían más alimentos dulces en los periodos en los que no fumaban que en aquellos en los que fumaban. Por supuesto, el aumento en el consumo de azúcar produce un aumento de peso, y el aumento de peso puede resultar lo bastante desmoralizador como para impulsar al ex fumador a volver a recurrir a los cigarrillos.

El problema reside en la cantidad de azúcar que tomamos: casi cincuenta y nueve kilos por persona al año. El azúcar proporciona un número enorme de calorías que no tienen ni el más mínimo valor nutritivo. Es cierto que nos proporciona energía, pero es posible obtener la misma energía de hidratos de carbono complejos con gran valor nutritivo. El azúcar produce además un curioso efecto sobre el metabolismo: al tomar azúcar refinada, el nivel de azúcar en la sangre se eleva durante un cierto tiempo y luego desciende por debajo del nivel existente originalmente, produciendo punzadas de hambre. Si toma usted menos azúcar tendrá menos hambre y sufrirá menos tentaciones de comer en exceso.

Reduzca el azúcar en su dieta

Para reducir el consumo de azúcar es necesario que, entre otras cosas, dé por terminado su romance con los dulces. En *Jane Brody's Nutrition Book* («El libro de nutrición de Jane Brody»), la autora escribe: «Las pruebas indican que, aunque sentimos una inclinación innata hacia los dulces, nos pasamos una gran parte de nuestras vidas cultivando esta preferencia hasta hacer de ella una pasión. De hecho, hay quien la considera una adicción, ya que cuantos más dulces se comen más parece aumentar el deseo de comerlos.»

Como en el caso de otras adicciones, la pasión por los dulces puede ser superada. La manera más evidente de evitar el abuso del azúcar es tomar menos postres. Reduzca su consumo de barritas de chocolate, helados, galletas y otros tentempiés con un alto contenido de azúcar. Sobre todo, beba menos refrescos. Los refrescos son la fuente más importante de azúcar en nuestra dieta; cada trescientos cincuenta mililitros de refresco contienen entre diez y doce cucharaditas de azúcar.

Sin embargo, la solución no consiste en sustituir los refrescos por bebidas endulzadas artificialmente. Ni siquiera los partidarios de la sacarina u otros sustitutos del azúcar niegan que presentan algunos peligros potenciales para la salud. Al parecer, estas sustancias no resultan eficaces como medio para controlar el aumento de peso. Según un estudio llevado a cabo en 1982 para la Asociación Americana contra el Cáncer, las mujeres que consumían edulcorantes artificiales tenían más probabilidades de engordar que aquellas que no lo hacían y engordaban con más rapidez. Probablemente los refrescos no le hagan ningún daño si los toma de manera ocasional, pero no hay nada que haga recomendable su incorporación regular a la dieta. Si quiere tomar una bebida agradable y que no engorde, pida agua mineral, agua de Seltz, agua helada, zumos de frutas y la sencilla y consabida agua del grifo; que, por cierto, es el mejor remedio que existe contra la sed.

Consejos para reducir el azúcar

— Para evitar el impulso de comprar, no salga de compras cuando se sienta hambriento. No salga sin una lista de la compra y compre únicamente lo apuntado en ella.

— Lea cuidadosamente las etiquetas. Evite cualquier producto que contenga azúcar, fructosa, sacarosa, sirope o azúcar bajo cualquier otra denominación.

— Sustituya los postres dulces por fruta fresca, en compota o asada.

— Tome fruta fresca triturada o mantequilla de frutas en lugar de siropes con las tortitas.

— Reduzca gradualmente la cantidad de azúcar que toma con el café y el té.

— Beba zumos de fruta en lugar de bebidas de frutas endulzadas o «refrescos» de frutas. Leer las etiquetas de estos productos puede suponer una gran diferencia.

— Cuando prepare pasteles, reduzca a la mitad la cantidad de azúcar indicada en la receta. El resultado será el mismo, simplemente un poco menos dulce.

— Busque mermeladas y jaleas que hayan sido endulzadas con concentrado de zumos de frutas en lugar de azúcar (una cucharada sopera de mermelada contiene tres cucharaditas de azúcar).

— Tome panecillos con el café de la mañana en lugar de rosquillas o bollos rellenos.

— Añada frutas frescas o bayas al helado en lugar de endulzantes (una cucharada de salsa de chocolate contiene cuatro cucharaditas y media de azúcar).

— Compre cereales sin endulzar y rocíe una cucharadita de azúcar por encima si le gusta más dulce. (Más de la mitad del peso en seco de algunos cereales es azúcar.) Pruebe a endulzar los cereales con rodajas de plátano o uvas pasas en lugar de azúcar.

— No compre galletas, chocolatinas, pasteles, helados, patatas fritas o cualquier otro alimento rico en azúcar o en grasas. ¡Si los tiene en casa, se los comerá!

Si se desanima en sus intentos de reducir los dulces, recuerde que no está usted solo. Según un sondeo realizado por Gallup en 1983, seis de cada diez consumidores cambiaron sus hábitos alimenticios aumentando el consumo de frutas, verduras y granos integrales y reduciendo el de azúcar, grasas animales y sal. Cuatro de cada diez mantenían estos criterios cuando salían a comer fuera de casa.

EL ALCOHOL

Si es usted un bebedor habitual (una persona que toma algún tipo de bebida alcohólica diariamente), le recomendamos que reduzca su consumo durante el programa. No le estamos aconsejando que se haga totalmente abstemio. De hecho, muchas personas encuentran que el alcohol en cantidades *moderadas* ayuda a aliviar el estrés. De manera que si le gusta relajarse con una bebida al final del día, adelante.

Sin embargo, el alcohol plantea determinados problemas cuando se quiere dejar de fumar. Vamos a pasar revista a algunos de ellos.

— Dado que las bebidas alcohólicas tienen un alto contenido calórico, beber puede contribuir al aumento de peso.
— Como el alcohol está con frecuencia asociado al tabaco, puede usted sentir la tentación de encender un cigarrillo mientras se toma una copa.
— A menudo la bebida ofusca el juicio; el alcohol puede poner en peligro su determinación de no fumar o comer en exceso.

Considere la posibilidad de reducir a la mitad su consumo de alcohol durante la fase de entrenamiento. Pruebe a beber vino en lugar de licores, que tienen mayor contenido calórico. Diluya su bebida en una gran cantidad de hielo. Añada mucha agua o agua de Seltz a su bebida. En las fiestas tome una copa y luego pásese al agua mineral o a los zumos. O empiece bebiendo zumos y tómese una sola copa para rematar la velada.

LA CAFEINA

¿Tiene usted que renunciar al café mientras está dejando de fumar? Muchos programas para abandonar el tabaco recomiendan que se haga así, partiendo de la base de que resulta más difícil renunciar al hábito cuando no se puede encender un cigarrillo para acompañar al café. Si le preocupa la posibilidad de que una taza de café despierte en usted unas ansias incontenibles de fumarse un cigarrillo, reduzca gradualmente su consumo de esta infusión durante la primera semana del programa de entrenamiento. Prepárese para sufrir durante algunos días los efectos de la abstinencia de la cafeína, que incluyen dolores de cabeza, fatiga y apatía.

Hay una cantidad considerable de personas que preferirían recorrer medio mundo de rodillas antes que renunciar al café *y* a los cigarrillos. Si considera usted que esta doble privación sería una tortura insoportable, probablemente será mejor que beba cantidades moderadas de café o té mientras está dejando de fumar. El café puede incluso ayudarle durante este proceso. Los sujetos de un estudio sobre los efectos psicológicos de la cafeína realizado en la Universidad de Stanford en los años sesenta por Arram Goldstein, Sophia Kaiser y sus colegas, utilizaron términos como «activo», «estimulado», «lleno de energía», «despierto», «atento» y «alerta» para describir los efectos del café en su estado de ánimo.

Por desgracia también aportaron calificativos como «nervioso» e «inestable». Resista la tentación de *aumentar* el consumo de café durante el programa. El exceso de cafeína sólo aumentará su nerviosismo y hará que le resulte más difícil conciliar el sueño.

EL AGUA

La nicotina se elimina de la sangre y los tejidos a través de los riñones. Durante los primeros días que pase sin fumar beba más agua, agua de Seltz o agua mineral para drenar el sistema y acelerar la desintoxicación. La cantidad de agua recomendada para las personas sanas es de unos dos litros diarios, pero durante el proceso de abandono del tabaco se necesita una cantidad mayor. Beba un vaso de un cuarto de litro de agua antes de cada comida. Además de drenar el sistema, le ayudará a comer menos al producir una sensación de saciedad. Beba otro vaso al menos cada dos horas, más a menudo si el ambiente es cálido. No se guíe por la sed que sienta. Haga un serio esfuerzo por beber agua.

LA SAL

Le recomendamos que reduzca el consumo de sal durante las fases de entrenamiento y de abandono del tabaco del programa. El exceso de sal produce una retención de fluidos en el cuerpo que puede retardar el proceso de desintoxicación. No añada sal a los alimentos al prepararlos o en la mesa. Existen indicios de que los fumadores salan su comida más que los no fumadores, quizás porque sus papilas gustativas están embotadas. Tras algunos días sin fumar su sentido del gusto habrá recuperado tanta sensibilidad que no echará de menos la sal.

LAS TRAMPAS DE LA DIETA

El mejor ejercicio para adelgazar es levantarse de la mesa, como reza el viejo chiste. ¿No le parece lógico que, si come menos, no engordará cuando deje de fumar? Bueno, sí y no.

Veamos primero la parte del «sí», que tiene que ver con un hecho bien simple: lo cierto es que mucha gente cae en la trampa de la sobrealimentación cuando deja de fumar.

El aumento del apetito

Muchos investigadores creen que una de las razones por las que los fumadores son por lo general más delgados que los no fumadores es que fumar modera el apetito. Un equipo de investigación médica del Ejército de Estados Unidos en Fort Detrick (Maryland) en su informe del año 1982, «Los efectos de los cigarrillos en el peso corporal, el gasto de energía, el apetito y la regulación endocrina», llegaba a la conclusión de que «el mecanismo que influye más poderosamente en el aumento de peso al dejar de fumar es el alivio de la represión del apetito». Nadie sabe con seguridad las razones de que esto sea así, aunque varios investigadores han sugerido que es posible que los cigarrillos emboten el sentido del gusto en los fumadores. En cualquier caso, un buen número de estudios similares confirma lo que la mayoría de nosotros hemos sospechado siempre: es previsible un aumento del apetito al dejar de fumar.

No cabe duda de que las hormonas juegan un papel importante en los impulsos de fumar y comer. Sabemos que la nicotina estimula el sistema nervioso autónomo, lo que produce una mayor secreción de unas hormonas llamadas catecolaminas. Estas hormonas inhiben a su vez la producción de insulina. Cuando se deja de fumar el nivel de insulina tiende a aumentar, lo que posiblemente explique el aumento del apetito. El estudio de 1938 de Schendorf e Ivy sobre «Efectos del tabaco sobre el tubo digestivo» llegaba a la conclusión de que las «contracciones de hambre» del estómago cesan después de aspirar unas cuantas bocanadas de un cigarrillo. Las personas que dejan de fumar pueden sufrir fuertes deseos de comer porque el tabaco ya no embota tales punzadas.

Sea cual sea la causa del impulso que nos hace comer, estar preparado para ello puede servir de ayuda. Uno de los recursos más evidentes y provechosos es el de hacer acopio de alimentos con un bajo contenido en calorías. En ocasiones basta con admitir que lo que *realmente* le hace sentir hambre es el deseo de fumar para contener el impulso de comer en exceso.

Los aperitivos, bocaditos y tentempiés

La manera más segura de engordar para el ex fumador es la de comer entre horas. Todos esos años de movimientos de la mano a la boca forzosamente tienen que volverse contra él. Esto es lo que suele ocurrir: está usted sentado a su mesa, absorto en sus pensamientos. Su mano se alarga automáticamente para coger la cajetilla ... ¡vaya! Es verdad, se acabó el fumar. De vuelta al trabajo. Pero ya se ha roto el hilo de sus reflexiones; su mano busca *algo* que llevarse a la boca. Una galleta; sí, parece buena idea. Se levanta, rebusca por ahí, encuentra una bolsa de galletas de harina de avena; la harina de avena es buena para la salud ¿no es cierto? Ñam, ñam; estupendo. De vuelta al trabajo. Unos segundos más tarde la mano se dirige automáticamente hacia la bolsa. Echa una galleta a la boca. Al poco rato es la hora del almuerzo. ¿De verdad se ha comido usted una bolsa entera de galletas? Ya lo creo que sí.

Aunque son sobre todo los ex fumadores los que tienen que estar atentos a este tipo de comportamientos, comer a deshoras de manera compulsiva puede ser un problema para cualquiera, incluso para Ann Landers. Su problema era que le gustaba picar algo después de la cena, momento en el que consumía casi tantas calorías como sentada a la mesa. En su columna del día de Año Nuevo de 1988 escribía: «Hace aproximadamente cinco años decidí que la cocina era territorio enemigo, que tenía que considerarla tan peligrosa como un campo de minas. Bastó con que aceptara esta idea para que mi conducta cambiara y fuera capaz de mantener el mismo peso durante años.»

Con un poco de planificación previa puede usted salvar algunos de estos escollos. Sabiendo que el peligro está ahí, prepare sus defensas antes de apagar el último cigarrillo.

Piense en sus rutinas de fumador e intente predecir qué momentos son los más susceptibles de convertirse en *su* problema. ¿Mientras está trabajando? ¿Después de la cena? ¿Viendo la televisión? ¿Conduciendo de camino al trabajo?

En las secciones de entrenamiento y de abandono del tabaco del programa encontrará muchos consejos concretos sobre cuándo picar algo, pero no siempre podremos predecir cuál será el territorio enemigo en su caso. Determine por anticipado cuáles son las situaciones potencialmente peligrosas para usted y tenga a mano una provisión de tentempiés que le ayuden a adelgazar. Haga las compras por adelantado. Lave, corte en rodajas y tenga a punto las zanahorias y el apio y los pimientos y los calabacines. Compre bolsas de plástico para llevar estos «bocados» consigo.

Saltarse las comidas

Probablemente todos nosotros hayamos desechado la creencia en la necesidad de «tres comidas sólidas al día» como una de tantas supersticiones pasadas de moda. Pero, para quien está dejando de fumar, tres, e incluso cuatro o cinco pequeñas comidas, repartidas a lo largo del día, pueden inclinar la balanza del lado del fracaso o el éxito. Además de mantener alto el nivel de energía y de regular el metabolismo, el consumo regular de comidas ricas en sustancias nutritivas proporciona al cerebro una provisión constante de importantes sustancias químicas.

El saltarse las comidas, sobre todo el desayuno, produce aumentos de peso. Las personas que no comen por las mañanas a menudo se sienten tan hambrientos al mediodía que su fuerza de voluntad desaparece y son capaces de comerse todo lo que no esté sujeto con clavos a la mesa. Otro problema de saltarse las comidas es que por lo general esta práctica no afecta a la cena. El cargarse de calorías por la noche produce aumentos de peso porque estas calorías no se queman con tanta rapidez como las consumidas en otros momentos del día.

Oblíguese a comer algo a la hora del desayuno aunque no tenga hambre. Deje el resto para media mañana. Si aprende a empezar el día con proteínas y fibras, se sentirá mejor, trabajará mejor y tendrá menos tendencia a engordar.

El punto de referencia

La teoría de que comer menos es una manera de evitar el aumento de peso empieza a parecer discutible cuando consideramos los efectos del abandono del tabaco sobre el metabolismo. Para comprender por qué, vamos a pasar revista a las relaciones existentes entre el metabolismo, el tabaco y el aumento de peso.

Ya hemos visto que los fumadores muestran tendencia a tener un metabolismo más alto que los no fumadores, y que al dejar de fumar generalmente se produce una caída del metabolismo. Si al dejar de fumar continúa usted tomando la misma clase de alimentos y en las mismas cantidades que cuando fumaba, su cuerpo no consumirá la comida con tanta rapidez como antes. Si sucumbe usted a la tentación de comer aún *más*, sin lugar a dudas engordará.

Parecería lógico que se siga una dieta rigurosa, dando por supuesto que simplemente comiendo menos conseguirá bajar de peso o por lo menos estabilizarlo. Puede que esto dé resultado durante un corto (y desagradable) periodo de tiempo, pero el metabolismo es más complicado de lo que usted cree. Lo que ocurre en realidad cuando se reduce la cantidad de alimentos consumidos es que su cuerpo dice algo así como: «Vaya, está entrando menos comida... ¡así no tendré que trabajar tanto!»

En otras palabras, su velocidad metabólica desciende en la misma medida que la cantidad de alimentos ingeridos, un fenómeno conocido como el «punto de referencia» del cuerpo. Se trata de un truco muy ingenioso que ha ayudado al género humano a superar más de una hambruna; se alegrará usted de que el cuerpo funcione de este modo la próxima vez que se encuentre en una isla desierta sin otro alimento que algas y calamares crudos. Pero mientras tanto, si quiere usted adelgazar o al menos no engordar más, tendrá que conseguir que su metabolismo trabaje a una velocidad que impida que las grasas adicionales se acumulen en el cuerpo. El reducir las cantidades de comida sólo servirá para reducir aún más el punto de referencia del cuerpo.

Las dietas bajas en calorías

Aparte de provocar un descenso del metabolismo, hay muchas otras razones por las que las dietas bajas en calorías no son recomendables para las personas que quieren dejar de fumar. Las dietas estrictas como medio para controlar el peso han gozado de popularidad durante tanto tiempo que en ocasiones resulta difícil incluso pensar en otras alternativas. Pero lo cierto es que aunque las dietas bajas en calorías pueden ser eficaces a la hora de perder peso con rapidez, no son tan buenas cuando se trata de *mantener* ese peso o de evitar que aumente. A continuación enumeramos algunos de los efectos que con frecuencia tienen las dietas bajas en calorías.

Depresión y cansancio

La reducción de la cantidad de alimentos consumidos produce un descenso de los niveles de glucógeno. El glucógeno, un hidrato de carbono que se almacena en los músculos y el hígado, se consume con mucha mayor rapidez que la grasa. La pérdida de glucógeno puede producir la caída de los niveles de azúcar en la sangre, que se caracteriza por sensaciones de debilidad, depresión, irritabilidad y cansancio: precisamente las cosas que hay que evitar cuando se está soportando la tensión de renunciar a los cigarrillos.

Los atracones

Ultimamente se ha dedicado mucha atención a la relación entre las dietas bajas en calorías y los atracones, y en la actualidad se pueden encontrar muchos libros divulgativos sobre el tema. En *The Dieter's Dilemma* («El dilema de la dieta»), de William Bennett y Joel Gurin, se explica que a los periodos de grandes privaciones con frecuencia suceden otros de sobrealimentación obsesiva o a veces de bulimia o vómitos autoinducidos. Esta montaña rusa dietética es perjudicial para la mente y el cuerpo.

El aburrimiento

Los regímenes tradicionales para perder peso suelen ser aburridos, por no decir verdaderamente desagradables. La mayoría de las personas tienen problemas para atenerse a ellos. Cuando se deja de fumar, la distracción oral que proporciona una dieta sabrosa y satisfactoria puede ayudar a no pensar en los cigarrillos.

Las molestias

Generalmente las personas que están a dieta encuentran difícil y molesto contar las calorías. Un planteamiento más sano y fiable que contar calorías de vez en cuando es aprender algunos principios básicos y permanentes sobre la nutrición.

El fracaso

Por último, como sabe cualquiera que haya seguido alguna vez uno de estos regímenes, sencillamente no dan resultado. Puede perderse peso de este modo, pero casi siempre se vuelve a engordar. Como dice Jane Fonda en su *New Workout & Weight Loss Program* («Nuevo programa de ejercicios para adelgazar de Jane Fonda»): «Los regímenes intensivos en los que se pasa hambre y se subsiste a base de pequeñas cantidades de comida basura no son la solución para adelgazar. Volverá usted a ganar esos kilos en cuanto vuelva a sus antiguos hábitos alimenticios... Lo sé por experiencia.»

COMER CON INTELIGENCIA

El viejo tópico según el cual se es lo que se come resulta de especial importancia para las personas que están dejando de fumar. Hemos descubierto que los regímenes bajos en calorías pueden ser más perjudiciales que provechosos. Es de vital importancia que tenga usted en cuenta que lo que come, así como cuándo, dónde y con cuánta frecuencia, afectará en gran medida a su estado de ánimo y su aspecto durante el periodo de abandono de los cigarrillos.

No cabe ninguna duda que aprender a comer de otro modo exige tiempo y esfuerzo. Algunos programas contra las adicciones llegan incluso a desaconsejar el intento de romper con dos hábitos a la vez: «Deje de fumar ahora y ocúpese de la sobrealimentación más adelante» es su estribillo preferido. Pero muchos expertos en el tema están descubriendo que la gente *es* capaz de hacer el esfuerzo de curarse de dos e incluso tres malos hábitos al mismo tiempo. Al elegir el programa que le proponemos se compromete usted precisamente a eso.

Comida de verdad contra alimentos procesados

Creemos que la comida *de verdad*, consumida en cantidades razonables, siempre es mejor que la comida manufacturada. Las frutas y verduras frescas son mejores que las enlatadas. Los granos integrales son más sanos y sabrosos que la harina blanca refinada. El arroz integral no refinado es más nutritivo que el arroz blanco. Aunque esta cuestión sigue siendo objeto de muchos debates, nos inclinamos a dar la razón a los expertos que opinan que la mantequilla es más sana que la margarina. Está claro que no conviene abusar de ninguna de las dos. Hoy en día la tendencia predominante es la de aconsejar a los consumidores que beban leche semidesnatada o desnatada, pero muchos investigadores siguen creyendo que se acabará por demostrar que la leche entera posee determinadas propiedades nutritivas de gran importancia que se pierden al eliminar la nata. Si toma usted más de uno o dos vasos de leche al día, probablemente sea más aconsejable que tome leche semidesnatada. Pero, hablando en general, tiene más sentido disfrutar de un vaso de leche entera y reducir el consumo de grasas en otros apartados de la dieta. Le aconsejamos que consulte a su médico o consejero dietético sobre lo que es mejor para usted.

Una nevera bien surtida

Durante los periodos de entrenamiento y de abandono del tabaco del programa le interesará habituarse a comer con inteligencia y a elegir bocados que no le perjudiquen cuando le apetezca picar algo. En el programa día a día se recomienda una selección de apetitosos alimentos «de verdad» ricos en sustancias nutritivas y perfectos para los ataques de hambre. Familiarícese con la siguiente lista de verduras, frutas y aperitivos bajos en calorías para futuras consultas. ¡Le interesa mantener su nevera bien surtida de estos nutritivos alimentos!

Las verduras

Elija una verdura y una fruta distintas para cada día. Seleccione una rica en vitamina A y otra rica en vitamina C. Las frutas y verduras tienen un alto contenido nutritivo y pocas calorías.

Apio	Espárragos[1]
Brécol[3]	Espinacas[1]
Brotes de judías (y otros brotes, por ejemplo de lentejas o guisantes)	Guisantes[1]
Calabacines	Judías verdes
Cebollas (cebolletas o chalotes)	Judías de vaina amarilla
Cóctel de zumos de verduras[3]	Lechuga (hoja)
Col	Nabos[2]
Coliflor[2]	Pepinos
Champiñones	Pimientos (rojos)[1]
Endibias[1]	Pimientos (verdes)[2]
	Rábanos
	Tomates[3]
	Zanahorias[1]
	Zumo de tomate[3]

[1] Ricos en vitamina A
[2] Ricos en vitamina C
[3] Ricos en vitaminas A y C

Adaptado de la *Guía para perder peso* de la Asociación Americana de Cardiología.

Las frutas y los zumos de frutas

Las frutas y los zumos de frutas también son un aperitivo estupendo y «seguro». No deben endulzarse y tienen que ser frescos o envasados sin azúcar. Las raciones enumeradas a continuación contienen unas cincuenta calorías.

- Albaricoques[1] (dos medianos)
- Arándanos (1/2 taza)
- Cerezas (ácidas, rojas[1]. Diez grandes)
- Ciruelas (dos medianas)
- Frambuesas (1/2 taza)
- Fresas[2] (una taza)
- Kiwi (medio)
- Mandarina[2] (una grande)
- Manzana (una pequeña)
- Melocotón[1] (uno mediano)
- Melón dulce[2] (18 cm de diámetro, 1/8 del total)
- Melón cantalupo, en cubitos[3] (1/2 taza)
- Moras (1/2 taza)
- Naranja[2] (una pequeña)
- Papaya[3], en cubitos (1/2 taza)
- Pera (una pequeña)
- Piña (1/2 taza)
- Plátano (1/2 pequeño)
- Pomelo[2] (1/2 pequeño)
- Sandía[2], en cubitos (una taza)
- Uvas (12 medianas)
- Zumo de albaricoque (1/2 taza)
- Zumo de ciruelas (1/4 taza)
- Zumo de manzana o sidra (1/2 taza)
- Zumo de naranja[2] (1/2 taza)
- Zumo de piña (1/3 taza)

[1] Ricos en vitamina A
[2] Ricos en Vitamina C
[3] Ricos en vitaminas A y C

Algunos bocados bajos en calorías

Además de una buena provisión de fruta y verdura fresca, hay algunos otros alimentos bajos en calorías que pueden ayudarle a superar las etapas de entrenamiento y abandono del tabaco del programa. ¡Llene su despensa!

— Las galletas de grano integral sin azúcar ni aceite. Lea las etiquetas y elija las que tengan menos ingredientes.
— Tortas de arroz hinchado, alforfón u otros granos. Estas tortas redondas tienen pocas calorías, llenan mucho y son agradablemente crujientes. Se venden en tiendas de alimentación natural, *delicatessen* y en algunos supermercados.
— El yogur es un buen tentempié ocasional, contiene proteínas y calcio y es una buena solución (tomado con moderación) contra las ansias compulsivas de comer y/o fumar.
— El yogur helado contiene azúcar, así que no abuse de él. Es una manera agradable y refrescante de terminar una comida, sobre todo para las personas acostumbradas a tomar postre y para los ex fumadores con ansias de comidas dulces. Compre un par de recipientes de ciento cincuenta centilitros y tómese de postre la mitad en ocasiones especiales.
— Masa para tortitas de trigo integral o alforfón. Es una buena idea para un desayuno especial de vez en cuando. Esta masa es tan fácil de hacer como cualquier otra, pero como contiene grano integral en lugar de harina totalmente refinada proporciona vitaminas y fibra y «lle-

na» más que la mayoría de las tortitas. Se encuentra en las tiendas de alimentación natural y en la mayoría de los supermercados.

— Palitos de pan. Tienen la forma de cigarrillos cortos y gruesos, así que puede masticarlos, tenerlos en la mano o «fumarlos». Puede coger las semillas de sésamo y comérselas una a una. ¡Los palitos de pan tienen pocas calorías y son una gran distracción para los ex fumadores!

— Albaricoques, ciruelas y uvas pasas. La fruta seca contiene mucho azúcar de fruta concentrado y no es demasiado baja en calorías, pero es una manera nutritiva de acallar las ansias de fumar un cigarrillo y/o tomar algo dulce. Tómese un par de ellas en ocasiones especiales.

— Jengibre escarchado. El sabor penetrante del jengibre y el dulce de la ligera capa de caramelo forman una buena combinación para mitigar el apetito y dar por terminada una comida. Se vende en muchos tiendas de alimentación, sobre todo en las dedicadas a especialidades orientales.

— Pipas de girasol. Las pipas de girasol son buenas para comer de una en una. La mayoría de la gente encuentra que crean menos adicción que los frutos secos, muy ricos en grasas. Si las compra con cáscara, puede dedicar tanto tiempo y atención a abrirlas y extraer la semilla que es posible que se olvide por completo del hecho de que lo que le apetecía en primer lugar era un cigarrillo.

— Cereales secos hinchados. Muchos expertos en nutrición opinan que el arroz y los cereales hinchados pierden la mayor parte de su valor nutritivo a causa de su elaboración. Aunque por esta razón no son recomendables para el desayuno, constituyen un buen tentempié bajo en calorías. Cómalos como los frutos secos.

— Palomitas de maíz. No les añada mantequilla, aceite ni sal. Las palomitas de maíz son un aperitivo muy nutritivo y bajo en calorías.

Utensilios de cocina

Puede que le interese comprar algunos utensilios de cocina para la preparación de comidas y aperitivos que no engorden. Ninguno de ellos es necesario para dejar de fumar o evitar el aumento de peso, pero si le gusta cocinar es posible que algunos utensilios nuevos le sirvan de inspiración. Algunos son caros, pero puede que quiera permitirse este lujo, utilizando para ello algo del dinero que se ahorrará cuando deje de comprar cigarrillos.

— Una olla para cocer las verduras al vapor.

— Una sartén antiadherente para saltear los alimentos con menos mantequilla o aceite.

— Una batidora o trituradora de alimentos para preparar rápidamente nutritivas sopas, salsas y bebidas.

— Una máquina de aire caliente para hacer palomitas de maíz.

— Una licuadora para transformar prácticamente cualquier fruta en un delicioso y refrescante zumo.

— Una máquina de helados eléctrica o manual para preparar rápidamente sorbetes de frutas, yogur helado u otros postres bajos en calorías.

LAS VITAMINAS

Varios estudios mencionados en el informe sobre el tabaco del director de Salud Pública de Estados Unidos demuestran que fumar reduce los niveles de muchas vitaminas y minerales en la sangre. El tabaco reduce los niveles de las vitaminas C, B-12 y B-6. También se han observado pérdidas de minerales.

El hecho de dejar de fumar supone una tensión considerable para todo el cuerpo, desde las glándulas suprarrenales hasta el sistema nervioso. Cuando el cuerpo se ve sometido a este esfuerzo recurre a una mayor cantidad de vitaminas para superar el periodo de dificultad. Dado que el suministro normal de vitaminas puede agotarse rápidamente durante los periodos de tensión, le recomendamos que refuerce su dieta con complementos vitamínicos. Desde luego, lo ideal sería obtener todas las sustancias nutritivas que necesitamos de la comida, pero ¿cuántos de nosotros lo conseguimos realmente? ¿Nos tomamos acaso un par de raciones diarias de brécol, col, la parte verde de los nabos u otras verduras de hoja verde? (Una pequeña ensalada no basta para proporcionarnos las considerables cantidades de calcio y vitaminas A, C y B-6 que se encuentran en verduras de hoja oscura, como las acelgas y las espinacas.) ¿Nos tomamos una naranja o un pomelo entero... a diario? ¿Tomamos levadura de cerveza, hígado, riñones o germen de trigo, que son las mejores fuentes de vitamina B?

Probablemente no. Lo cierto es que cualquier persona que siga de manera habitual la dieta típica actual de comida rápida (hamburguesas, refrescos, tarta de manzana), con toda probabilidad esté consumiendo menos del dos por ciento de la cantidad diaria de sustancias nutritivas recomendada por el Departamento de Agricultura de Estados Unidos. Incluso aquellos de entre nosotros que nos tomamos las cuestiones dietéticas más en serio carecemos del tiempo o de los conocimientos necesarios para consumir alimentos que contengan una provisión regular y saludable de vitaminas y minerales. Probablemente sus niveles de vitaminas y minerales sean demasiado bajos. En su calidad de futuro ex fumador, su cuerpo agradecerá el estímulo de una ración extra de vitaminas. Le recomendamos que tome un complemento diario de vitaminas y minerales, además de otros mil miligramos adicionales de vitamina C cada día. Asegúrese de consultar a su médico primero.

MENUS

Durante la fase inicial de abstinencia de tabaco es posible que descubra que sólo puede pensar en una cosa. Como Ulysses S. Grant, que se volvió hacia su vecino de butaca en un concierto y gruñó: «Sólo conozco dos canciones. Una es *Yankee Doodle*; la otra no», usted sólo tiene dos hábitos: uno es fumar y el otro no. Durante las próximas semanas va a estar tan ocupado pensando en ese hábito de fumar que el planear menús razonables quizás le parezca una tarea abrumadora. Por esta razón el programa de *Cómo dejar de fumar y no engordar* le ofrece menús para cada día durante los periodos de entrenamiento y de abandono del tabaco. El programa le indica incluso qué alimentos picar y cuándo.

Cómo utilizar los menús

Los menús están divididos en tres comidas: mañana, mediodía y noche, en lugar de los habituales desayuno, almuerzo y cena. Aunque le recomendamos que coma todas las cosas del menú de cada día, no se sienta obligado a tomárselo todo de una sentada. Está ampliamente demostrado que el distribuir una comida a lo largo de varias horas ayuda a mitigar el hambre, evita el aumento de peso, incrementa el nivel de energía y alivia el aburrimiento.

Para que disponga de mayor variedad y flexibilidad le ofrecemos dos opciones para el menú de cada comida. Puede mirar cada día los menús y decidir cuál es el más cómodo y tentador.

Cómo funcionan los menús

Aunque los expertos se muestran de acuerdo en que el momento en que se deja de fumar no es el más adecuado para embarcarse en una cruzada para adelgazar, hemos confeccionado menús que le mantengan sano y con energías sin reducir de manera drástica su consumo de calorías. Si sus hábitos alimenticios actuales favorecen un elevado consumo de grasa y calorías, es incluso posible que pierda algo de peso a lo largo del programa, pero en realidad el objetivo no es adelgazar, sino contribuir a que una persona normal y sana mantenga estable su peso.

Los procedimientos culinarios que exige la preparación de estos menús son generalmente hervir o asar en el horno o a la parrilla, que requieren menos grasa que freír. Ninguno de los alimentos utilizados engorda por sí solo. Ocasionalmente se propone un plato de carne roja, pero en general se recurre más al pescado y el pollo, con menor contenido en grasas (en especial las pechugas de pollo deshuesadas, que, además de su bajo contenido en grasas, presentan la ventaja de cocinarse con rapidez).

Hemos incluido una gran diversidad de verduras, con especial énfasis en el brécol y en la familia de las coles, enormemente nutritivas. En nuestro intento de satisfacer a una amplia gama de paladares hemos evitado las verduras más «exóticas», dando por supuesto que los partidarios del salsifí y la jícama[2], por ejemplo, pueden utilizarlos en sustitución de algunas de las propuestas de los menús. Por las mismas razones no hemos incluido ninguno de los granos más interesantes, en la esperanza de que usted sustituya por mijo, cebada, alcuzcuz y otros los más asequibles arroz integral y arroz salvaje. Por cierto, si sólo le gusta el arroz blanco, adelante. Aunque desprovisto de algunas de las ventajas dietéticas de las otras alternativas, el arroz blanco sigue siendo un alimento razonablemente saludable.

Lo cierto es que a diferencia de los rigurosos regímenes bajos en calorías, este programa le anima a sustituir nuestras sugerencias por otros alimentos completos que le gusten y a los que esté acostumbrado. Limítese a tener presentes los principios básicos de una nutrición sana ateniéndose a una dieta baja en calorías y azúcar, con un alto contenido en hidratos de carbono complejos y una cantidad equilibrada de vi-

---

[2] Planta trepadora originaria de México cuya raíz dulce y acuosa puede comerse cruda o cocida. (*N. de la T.*)

taminas, fibra y otras sustancias nutritivas esenciales, como el calcio. De este modo se mostrará más dispuesto a atenerse al plan que si se siente atrapado en un régimen inflexible. La posibilidad de elegir entre dos menús en cada comida le animará a escoger alimentos que se adapten a sus circunstancias y le resulten agradables al paladar. Le aconsejamos que se atenga más estrictamente a los menús al principio, pero una vez que se haya familiarizado con los principios dietéticos básicos, déjese guiar por sus propios gustos, utilizando los menús y recetas como una guía permanente que podrá consultar mucho después de que su hábito de fumar haya pasado a un segundo plano y una nueva persona más vital haya comenzado a desarrollarse.

COMER FUERA *VERSUS* COMIDA CASERA

Para la mayoría de las personas sanas, el permitirse el lujo de salir a cenar de vez en cuando no debería ser motivo de preocupación desde el punto de vista dietético. Si está usted deseando probar la salsa especial del *chef* para el primer plato, rebosante de calorías, por el amor de Dios, no se lo piense y disfrute. El problema de alimentarse racionalmente se hace más difícil sólo en el caso de que usted coma fuera habitualmente.

Los menús del programa pueden ser fácilmente adaptados a sus necesidades por los millones de americanos que comen regularmente en restaurantes. Aunque en el capítulo 9 incluimos recetas de platos como ensalada de atún y ensalada de col para preparar en casa, es evidente que estos platos pueden encontrarse en la mayoría de los restaurantes. Rara vez su contenido será tan bajo en grasas y calorías como si estuvieran hechos en casa, pero aun así siempre le convendrá más un *sandwich* de atún que una hamburguesa con patatas fritas. Si el menú del programa propone ensalada verde con vinagreta para ese día, pida un plato aparte de ensalada en su restaurante y sustituya la salsa de queso azul, cargada de grasas, por aceite y vinagre. En otras palabras, adapte los menús a la oferta de los restaurantes en la medida de lo posible, sin preocuparse excesivamente por seguir las instrucciones al pie de la letra. Al seguir un plan viable y nutritivo que es *realista* y no drástico y difícil de poner en práctica las probabilidades de atenerse a él a largo plazo serán mayores. Prepárese su propio almuerzo cuando le sea posible, pero cuando coma fuera, relájese y pida platos lo más parecidos posible a los propuestos en el plan.

A continuación le ofrecemos algunas sugerencias generales para ayudarle a comer de manera razonable en los restaurantes:

Ensalada. Desconfíe de las ensaladas de ciertos establecimientos, que a pesar de su aspecto inocente, pueden atiborrarle de grasas con sus pesadas salsas. Tenga cuidado con las salsas de queso azul, la salsa rosa e incluso las mayonesas. Son mejores los aliños más ligeros del tipo de la vinagreta (usados con moderación); lo ideal es aceite y vinagre: unas cuantas gotas de aceite y una cucharadita de vinagre.

Sopa. Elija caldos y sopas de verduras en lugar de cremas.

Pasta. Cuando pida pasta, elija salsas a base de verduras (pasta primavera, por ejemplo) o aceite de oliva (como la pasta al *pesto*) en lugar de salsas cremosas como la de los *fettucine* Alfredo[3].

Plato principal. Aplique las reglas de costumbre; el pescado y el pollo, con menos grasa, son mejores que las carnes rojas. Los alimentos a la parrilla o al horno por lo general tienen menos grasa que los fritos o salteados.

Carne. Elimine toda la grasa que sea visible.

Salsas. A excepción de algún exceso ocasional, pida que le sirvan aparte las salsas pesadas. Sírvase sólo una o dos cucharadas.

Postres. No pasa nada por disfrutar de un postre pesado de vez en cuando (mejor aún, compartir uno entre dos personas). Como norma, tome ensalada de frutas frescas, medio pomelo o melón.

Las raciones

Pesar y medir cuidadosamente las raciones puede resultar útil en un régimen para perder peso, pero para una alimentación sana corriente no es ni práctico ni conveniente. Además, el tamaño adecuado de las raciones varía según el metabolismo de cada persona, su peso y su nivel de actividad física. Con un poco de

---

[3] Pasta acompañada de una salsa cremosa con queso y hierbas. *(N. de la T.)*

práctica aprenderá a saber cuánto se tiene que servir. Sin embargo, estas indicaciones generales pueden resultarle de utilidad para determinar el tamaño de las raciones:

Verduras y ensaladas de verduras. Coma sin límite alguno.

Salsas, aliños para ensalada y salsas de carne. Tome como máximo una o dos cucharadas de salsa por comida. Las salsas y aliños contienen mucha grasa, así que tómelas con moderación.

Carne y pollo. La cantidad adecuada es aproximadamente cien gramos por ración.

Pescado. La cantidad adecuada es entre cien y doscientos gramos por ración.

Arroz, legumbres y otros hidratos de carbono complejos. Sírvase una o dos cucharadas (del cubierto de servir), o aproximadamente una taza o taza y media por comida.

Fruta fresca. Coma sin límite de cantidades. No tome más de una o dos piezas de fruta seca por comida.

Mantequilla. Intente no comer más de una cucharada sopera por comida.

6. EL PROGRAMA DIA A DIA

El programa comienza un sábado y los progresos se miden semanalmente. Cuando llegue el momento de dejar de fumar, los primeros dos días sin cigarrillos coincidirán con el fin de semana, en el que está usted expuesto a menos tensiones.

No tiene sentido restar importancia a la posible gravedad de los síntomas de abstinencia. Si usted cree que su caso es único, podría sentir la tentación de salir del apuro pensando: «No creo que se le pueda pedir a alguien que se siente tan mal como yo que no fume.» Por si le sirve de consuelo o de inspiración, cada año deja de fumar más de un millón de americanos, y la inmensa mayoría pasa por lo menos una semana terrible.

Elija el día en el que piensa dejarlo. Apúntelo en su diario de futuro ex fumador. Puede elegir un día al azar o alguno que sea importante para usted, como su cumpleaños o Nochevieja: un día que pueda recordar y celebrar a lo largo de los años venideros.

Una vez elegido el día en que va a dejar de fumar, señale toda esa semana en su diario. No es la semana más adecuada para programar una reunión importante o para presentarse al examen de conducir. A medida que se acerque el día señalado puede que encuentre toda clase de razones por las que la semana elegida sea el peor momento para dejarlo. No sabotee su resolución planeando cosas que podrían distraerle.

Y ahora, vamos con el programa propiamente dicho. Encontrará instrucciones concretas que deberá seguir durante los periodos de entrenamiento y abandono del tabaco, y dos menús para elegir diariamente. Vaya día por día. Esté preparado para pasar por momentos de desánimo, momentos en los que su determinación se tambaleará. Si vuelve a fumar, no pierda el tiempo atormentándose por ello o reprochándoselo; limítese a volver a empezar en el punto en el que lo había dejado. ¡Recuerde que sólo en Estados Unidos hay cuarenta millones de ex fumadores, y que pronto será uno de ellos!

PRIMERA SEMANA DE ENTRENAMIENTO. SABADO

ACTITUD

1. Haga una lista de la compra. ¡Cuando el camino es duro, los duros salen de compras![4] Cosas que debe comprar:

— Cómprese un diario de futuro ex fumador. Un cuaderno de espiral o una carpeta de anillas servirán para este propósito. Ase-

[4] Alusión a un conocido refrán: «Cuando el camino es duro, los duros se ponen en camino.» (*N. de la T.*)

gúrese de que es lo bastante grande para escribir en él y lo bastante pequeño para poder llevarlo siempre encima.

— Encuentre un talismán: un rosario de cuentas, canicas o un guijarro liso. Compre dos, uno para dejar junto al teléfono y otro para llevar encima de manera que lo tenga a mano cada vez que sienta que flaquea su determinación.
— Cómprese una cinta de música alegre que pueda poner para saltar por la casa cuando sienta la necesidad de levantar el ánimo.
— Compre unas cuantas fichas de siete por doce centímetros para llevar dentro de la cajetilla de cigarrillos y apuntar en ellas cuándo, dónde y por qué fuma cada cigarrillo.

2. Escriba en su diario de futuro ex fumador una lista de las razones por las que quiere dejar de fumar. En la página opuesta enumere las razones por las que no quiere dejarlo. Su lista podría ser algo así:

Pros:
— Fumar me ayuda a relajarme.
— Me gusta el sabor de los cigarrillos.
— Fumar me ayuda a concentrarme.
— Fumar me mantiene delgado.

Contras:
— Detesto toser cada vez que me río.
— Me siento culpable cuando soy el único que está fumando.
— Fumar es caro.

— No quiero vivir controlado por los cigarrillos.
— Las nuevas leyes me impiden fumar en el trabajo.

Haga una lista lo más completa posible. Llévela consigo a todas partes y consúltela a menudo.

3. Practique los ejercicios del Plan de Supervivencia de quince minutos del capítulo 3.
4. Fume el mismo número de cigarrillos; de momento no haga ningún esfuerzo por fumar menos.
5. Escriba en el diario: «Sólo me faltan veintiún días para dejar de fumar.»

EJERCICIO

Camine diez minutos.

CONSEJO

Acuérdese de caminar a un ritmo regular y cómodo, sin detenerse.

DIETA

Calcule su peso medio

Durante las últimas dos semanas del periodo de entrenamiento le facilitaremos menús y recetas concretos a los que atenerse. Esta primera semana debe ser utilizada para observar la evolución de su peso mientras sigue comiendo más o menos de la manera habitual.

Pesándose cada día y tomando nota de los resultados, puede determinar cuál es su peso medio. Aunque no le recomendamos que se pese diariamente como práctica habitual, pruebe a hacerlo esta semana para llevar un registro de las pequeñas fluctuaciones del peso diario que todos experimentamos y determine cuál es su peso medio. Una vez que haya dejado de fumar, podrá comparar su peso en ese momento con su peso medio, lo que le dará una idea más exacta de si ha engordado o no, y cuánto.

Pésese a la misma hora todos los días. La mayoría de la gente encuentra que el mejor momento para ello es por las mañanas, antes de desayunar. Lleve la misma cantidad de ropa cada vez que se pese (sin zapatos). Redondee la cifra para simplificar los cálculos: si la balanza dice 57,3 kilos, apunte cincuenta y siete en el diario.

Esta primera semana del periodo de entrenamiento es también un buen momento para ampliar sus conocimientos sobre nutrición. Cada día le ofreceremos consejos culinarios y dietéticos para que los ponga en práctica durante las próximas semanas. Mejor aún, si incorpora estas sugerencias a sus hábitos alimenticios de manera permanente, podrá mantenerse esbelto y sano durante el resto de su vida.

CONSEJO

Para reducir el consumo de grasas, elimine toda la grasa visible de los filetes, chuletas y asados antes de cocinarlos. Quite la piel y la grasa de los pollos.

PRIMERA SEMANA DE ENTRENAMIENTO. DOMINGO

ACTITUD

1. Este ejercicio está concebido para familiarizarle con su hábito de fumar. ¿Cuántas de estas «razones para fumar» son aplicables en su caso? *Utilizo los cigarrillos...*

   — Para despertarme por la mañana con una taza de café.
   — Para dominar mi impaciencia cuando estoy esperando el tren para ir al trabajo o para conseguir arrancar el coche por las mañanas.
   — Para dominar mi impaciencia cuando estoy atrapado en un atasco de tráfico en hora punta.
   — Para concentrar mi atención cuando estoy trabajando.
   — Para ayudarme a realizar una llamada importante.
   — Para romper la rutina diaria.
   — Para acompañar al café de media mañana.
   — Para controlar mi apetito.
   — Para marcar el fin del almuerzo.
   — Para darme seguridad en mí mismo en las reuniones sociales.
   — Para relajarme después del trabajo.
   — Para hacerme compañía mientras veo la televisión.
   — Para relajarme antes de irme a dormir.

2. Ponga una ficha de siete por doce centímetros en la cajetilla. Apunte la hora y las circunstancias de *todos* los cigarrillos que fume hoy. Utilice la lista anterior como guía para consignar cuándo fuma y cuáles eran exactamente sus sentimientos cuando sintió el impulso de encender un cigarrillo.
3. Fume el mismo número de cigarrillos que de costumbre.
4. Al final del día numere los cigarrillos por orden de importancia. Distinga entre los cigarrillos que necesitaba realmente y los que encendió casi sin pensar. Cuando empiece a reducir su número esta información le ayudará a decidir cuáles eliminar en primer lugar.
5. Practique la técnica de respiración profunda de Milton Feher descrita en el capítulo tres. Intente practicar la respiración profunda a la misma hora todos los días. No fume durante media hora antes de poner esta técnica en práctica.
6. Escriba en el diario: «Sólo me faltan veinte días para dejar de fumar.»

EJERCICIO

Camine diez minutos.

CONSEJO

de la Asociación Americana contra el Cáncer: «El aire fresco en los pulmones en lugar del alquitrán le ayudarán a sentir que ha hecho una buena acción en su propio beneficio.»

Dieta

Pésese. Anote su peso en el diario.

Consejo

Para reducir la grasa y las calorías cuando coma en restaurantes, escoja sopas a base de caldo o de verduras en lugar de cremas. Por ejemplo, la sopa milanesa[5] es por lo general una elección más acertada que una crema de champiñones. Pida la pasta con salsas a base de verduras o aceite de oliva en lugar de salsas a base de nata. Por ejemplo, la pasta primavera, que generalmente se prepara con verduras frescas, es mejor que los *fettucine* Alfredo con salsa de crema y queso.

PRIMERA SEMANA DE ENTRENAMIENTO. LUNES

Actitud

1. Rellene su ficha. Apunte cuándo y por qué fuma cada cigarrillo.
2. Retrase media hora el cigarrillo de después del desayuno.
3. Lávese los dientes después del desayuno para marcar el final de la comida.

[5] *Minestrone*, sopa de verduras. (*N. de la T.*)

4. No fume mientras habla por teléfono. Tenga a mano el rosario de cuentas o el guijarro. Llévese otro igual al trabajo.
5. No fume cuando beba café hoy. Sustituya el cigarrillo por algún bocado que no engorde.
6. Retrase media hora el cigarrillo de después del almuerzo. Lávese los dientes para marcar el final de la comida.
7. Al final del día, numere los cigarrillos que ha apuntado en la ficha por orden de importancia.
8. Escriba en el diario: «Sólo me faltan diecinueve días para dejar de fumar.»

EJERCICIO

Camine quince minutos.

CONSEJO

No fume nunca mientras está caminando. Caminar es una de las mejores maneras de resistir el impulso de fumar, así que empiece ya a asociarlo con la ausencia de cigarrillos.

CONSEJO

Algunos clubes deportivos pueden ayudarle a comenzar un programa de caminatas con el método de «caminar en la noria», cronometrándole mientras camina dando vueltas, como en una noria, comprobando su pulso y su presión arterial y ofreciéndole consejos sobre el ritmo y la respiración.

DIETA

Pésese. Anote su peso en el diario.

CONSEJO

Cuidado con el contenido en grasas del desayuno típicamente americano: huevos fritos en manteca, bacon rico en grasas, patatas fritas en más manteca: la pesadilla del experto en nutrición. Las personas sanas pueden permitirse estos lujos de vez en cuando, pero como norma tome huevos escalfados, cocidos o fritos en una cantidad mínima de mantequilla, o gachas de avena u otros cereales sin aceite.

PRIMERA SEMANA DE ENTRENAMIENTO. MARTES

ACTITUD

1. Rellene sus fichas.
2. Retrase media hora el cigarrillo después de cada comida. Lávese los dientes para señalar el final de cada comida.
3. Practique las técnicas de visualización del capítulo tres.
4. No fume mientras hable por teléfono; juegue con el rosario de cuentas.
5. No fume y beba café al mismo tiempo.

6. Al final del día numere los cigarrillos apuntados en las fichas por orden de importancia.
7. Escriba en el diario: «Sólo me faltan dieciocho días para dejar de fumar.»

EJERCICIO

Tómese un día libre en el programa de ejercicios.

> CONSEJO
>
> Convenza a un amigo para que se apunte al programa de caminatas. Muchos de nosotros mantenemos mejor los compromisos con los demás que con nosotros mismos.

DIETA

Pésese. Apunte su peso en el diario.

> CONSEJO
>
> Las salsas pueden aportar cantidades excesivas de grasa a su dieta. Aunque la mayoría de la gente puede disfrutar sin problemas de las ofertas del *chef* en ocasiones señaladas, los habituales de los restaurantes harán bien en elegir alimentos asados a la parrilla o al horno sin salsa o pedir que les sirvan las salsas aparte. Una cucharada pequeña de salsa holandesa sobre el salmón a la plancha, por ejemplo, le proporciona mucho sabor y puede tener hasta setenta gramos menos de grasa que si el pobre pescado estuviera ahogado en la salsa.

PRIMERA SEMANA DE ENTRENAMIENTO. MIERCOLES

ACTITUD

1. Rellene su ficha.
2. Retrase media hora el cigarrillo de después de las comidas. Lávese los dientes para señalar el final de las comidas.
3. Practique la técnica de «la bola de fuego» del capítulo tres.
4. No fume mientras habla por teléfono; juegue con el rosario de cuentas.
5. No fume cuando beba café. Sustituya el cigarrillo por algún tentempié que no engorde.
6. No fume mientras vea la televisión esta noche.
7. Numere los cigarrillos que ha fumado hoy por orden de importancia.
8. Escriba en el diario: «Sólo me quedan diecisiete días para dejar de fumar.»

EJERCICIO

Camine quince minutos.

CONSEJO

Si tiene la nariz tapada, el ejercicio puede ayudarle estimulando la producción de adrenalina, un anticongestivo natural.

Dieta

Pésese. Anote su peso en el diario.

Consejo

Los aficionados a la cocina creativa pueden emular a los *chefs* profesionales contemporáneos reduciendo las grasas al cocinar. Aunque no pretenden haber descartado totalmente la mantequilla y la crema, la mayor parte de los cocineros famosos de hoy en día afirman utilizar estos ingredientes con mayor sutileza que nunca hasta ahora. Sólo son necesarias una o dos cucharadas soperas de mantequilla para dar sabor a la mayoría de las salsas, y la misma cantidad de crema combinada con caldo de pollo proporciona tanto sabor como una taza llena. Los purés de verduras son otra solución poco grasa para dar cuerpo y sabor a las salsas.

PRIMERA SEMANA DE ENTRENAMIENTO. JUEVES

Actitud

1. Rellene su ficha de cigarrillos fumados.
2. Retrase en media hora el cigarrillo de después de las comidas. Lávese los dientes para terminar la comida.
3. Practique la respiración profunda de Milton Fe-

her. Combine hoy el ejercicio de respiración con su técnica de visualización preferida del capítulo tres.

4. «Noes» para el día:
   — No fume mientras habla por teléfono; juegue con el rosario de cuentas o con canicas.
   — No fume mientras bebe café. «Fúmese» un palillo de canela para mantener las manos y la boca ocupadas.
   — No fume cuando beba alcohol. «Fúmese» una pajita o masque un mondadientes.
   — No fume cuando vea la televisión esta noche.
   — No fume mientras conduce; mastique un chicle sin azúcar.
5. Numere los cigarrillos por orden de importancia.
6. Escriba en el diario: «Sólo me faltan dieciséis días para dejar de fumar.»

Ejercicio

Camine quince minutos.

> **Consejo**
>
> En lugar de llevar un abrigo pesado cuando haga frío, vístase a capas, como hacen los caminantes. Si lleva una camiseta de chándal o una chaqueta ligera puede quitársela y atársela a la cintura cuando esté acalorado.

Dieta

Pésese. Apunte su peso en el diario.

CONSEJO

Contrariamente a lo que se suele creer, los alimentos ricos en féculas, como las patatas y las alubias, no engordan. Según el Departamento de Agricultura de Estados Unidos, una taza de puré de patatas (con leche) contiene aproximadamente ciento treinta y cinco calorías y dos gramos de grasa. Una taza de alubias contiene doscientas diez calorías y un gramo de grasa. Comparado con otros alimentos —una chuleta de cerdo de ochenta gramos, por ejemplo, tiene trescientas cinco calorías y veinticinco gramos de grasa, mientras que el pollo a la *king* (receta casera) tiene cuatrocientas setenta calorías y treinta y cuatro gramos de grasa— las patatas, los cereales y las legumbres ofrecen un buen valor nutritivo a un coste calórico relativamente bajo.

PRIMERA SEMANA DE ENTRENAMIENTO. VIERNES

ACTITUD

1. Rellene la ficha.
   Su nueva ficha podría ser algo parecido a esto:

   8.00: Media hora después del desayuno.
   8.30: Esperando el tren.

9.05: Antes de empezar a trabajar.
12.00: Mediodía. Antes del almuerzo.
13.30: Media hora después del almuerzo.
15.15: Para relajarme después de una reunión tensa. Para aliviar el aburrimiento de la tarde.
17.15: Esperando el tren después del trabajo.
19.00: Para relajarme antes de la cena.
20.30: Media hora después de la cena.
21.30: Para dejar de sentir ansiedad por las facturas.
22.30: Para relajarme antes de acostarme.

Puede que le sorprenda descubrir que, sin haber prescindido conscientemente de un solo cigarrillo, ya está fumando menos.

2. Practique el Plan de Supervivencia de quince minutos del capítulo 3.
3. Evite los cigarrillos de la lista de «noes» de ayer. Por lo demás, fume como de costumbre.
4. Numere los cigarrillos que ha fumado hoy por orden de importancia.
5. Escriba en el diario: «Sólo me faltan quince días para dejar de fumar.»
6. Dese una recompensa: cene en uno de sus restaurantes favoritos. Aplique los nuevos principios dietéticos que ha aprendido esta semana.

EJERCICIO

Tómese el día libre y deje descansar a su cuerpo.

CONSEJO

Cómprese unos auriculares para llevar mientras camina. Escuchar música induce a llevar el paso rítmicamente y hace que el tiempo pase más deprisa. *Advertencia:* mantenga bajo el volumen. Más de un peatón ensordecido por la música ha sido atropellado por un coche o una bicicleta.

DIETA

Pésese. Apunte su peso en el diario.

Para calcular cuál ha sido su peso medio durante esta semana, sume los pesos que ha ido apuntando durante los días anteriores. Por ejemplo, sus anotaciones podrían ser parecidas a éstas:

Sábado	56,7	kilos
Domingo	56,7	kilos
Lunes	57	kilos
Martes	56,2	kilos
Miércoles	56,7	kilos
Jueves	56,2	kilos
Viernes	57	kilos
Total	396,5	kilos
396,6 dividido entre 7 =	56,6	kilos

No vuelva a pesarse hasta pasado el periodo de abandono del tabaco. Renunciar a los cigarrillos ya le va a proporcionar ocupación suficiente durante las próximas tres semanas. Ahora que ya ha averiguado su peso medio podrá utilizarlo como guía durante el periodo de mantenimiento. Siguiendo las instrucciones del periodo de mantenimiento y los menús propuestos para los periodos de entrenamiento y abandono del tabaco, evitará grandes aumentos de peso.

CONSEJO

Cuando planee sus comidas tenga en cuenta estos principios generales para una correcta alimentación. La mayoría de los expertos en nutrición recomiendan una dieta compuesta de un máximo de un veinticinco a un treinta por ciento de grasa (y muchos opinan que un veinte por ciento es aún mejor), un quince por ciento de proteínas y el resto en hidratos de carbono, en concreto hidratos de carbono complejos.

SEGUNDA SEMANA DE ENTRENAMIENTO. SABADO

ACTITUD

1. Examine todas las fichas que rellenó la semana pasada. Ha llegado el momento de reducir a la mitad el número de cigarrillos que fuma. Revise las fichas y los cigarrillos que ha numerado en orden de importancia.

2. Divida por dos el número de cigarrillos que fuma y destierre de su vida los cigarrillos de la mitad inferior de la lista. Plaf, así como así. ¡Esas colillas han pasado a la historia!
3. Haga una lista de cuándo quiere fumar los cigarrillos de la mitad superior de su lista. Una vez haya hecho la lista, aténgase a ella. Fume sólo siguiendo el plan que ha confeccionado. *Intente no hacer trampas.* Si ha decidido fumar diez, fume diez. No se fume un cigarrillo de más por la mañana diciéndose que lo compensará por la tarde. No lo hará. Hacer trampas crea hábito. Lo importante ahora es el control y la reducción de la nicotina. *Aténgase a su plan.*

Aquí tiene una lista que podría ser un ejemplo de cómo confeccionar su plan de cigarrillos. Cámbiela de acuerdo con sus necesidades, pero recuerde que debe atenerse al plan que decida seguir.

1 Media hora después del desayuno
1 Antes de empezar el trabajo
1 Media hora después del café de media mañana
1 Media hora después del almuerzo
1 Antes de empezar a trabajar después del almuerzo
1 A media tarde
1 Inmediatamente después del trabajo
1 Media hora antes de la cena
1 Media hora después de la cena
1 Más tarde, durante la velada
1 Antes de acostarme

4. ¿Recuerda su lista de razones a favor y en contra? Ha llegado el momento de ponerla al día. ¿Han cambiado sus ideas sobre el tabaco? No salga de casa sin su lista; consúltela con frecuencia.
5. Use las técnicas de respiración y de visualización para dominar los impulsos de fumar. Practique su Plan de Supervivencia de quince minutos.
6. Apunte en su diario los momentos en los que el deseo de fumar es más apremiante. Mañana puede intentar evitar esas situaciones.
7. Escriba en el diario: «Sólo me faltan catorce días para dejar de fumar.»
8. Dese una recompensa: pida hora para recibir un masaje corporal completo, o haga planes para cenar en uno de sus restaurantes preferidos. Encuentre una manera diferente de premiarse cada uno de los días de esta semana. Durante años se ha premiado con cigarrillos; ¡piense en todas las diversiones que ha perdido!

CONSEJO

Sea realista en los objetivos que se fije. Si decide fumar un cigarrillo por hora, ése es un objetivo realista. Confeccione un plan al que pueda atenerse.

EJERCICIO

Camine quince minutos.

CONSEJO

Haga un esfuerzo consciente por mover los brazos al andar.

CONSEJO

Hágase un pequeño regalo para marcar el final de la primera semana del programa de ejercicios. Cómprese un par de calcetines de marcha de colores, o unos guantes de lana, o una camiseta ajustada de tejido ligero si hace calor. O cómprese una mochila ligera, una riñonera (una de esas bolsitas que se atan a la cintura para llevar la cartera, las llaves, etc.). En las tiendas de artículos deportivos también se venden pequeñas bolsas que se atan al zapato.

DIETA

Mañana

1.
1/2 papaya.
1 vaso de zumo de naranja.
1 panecillo o bollo tostado con queso fresco o mantequilla de cacahuetes.
Aperitivo: una torta de arroz hinchado.

2.
1 naranja pelada y cortada en rebanadas finas.
1 huevo revuelto, preferiblemente preparado sin mantequilla en una sartén antiadherente.

1 tostada de pan integral.
Aperitivo: verduras crudas de su elección sin límite de cantidad.

Mediodía

1.

Ensalada provenzal*.
2-4 galletas integrales.
Bayas en rodajas.
Aperitivo: 1 vaso de zumo de pomelo, 3 palitos de pan.

2.

Cangrejo con queso fundido*.
1 tomate cortado en cuartos.
Aperitivo: 1 pera o 1 melocotón fresco.

> CONSEJO
> La mayor parte de los quesos son ricos en grasas y calorías. Una onza (28,3 gramos) de Cheddar contiene unas ciento quince calorías y 9,4 gramos de grasa, y una onza de queso suizo contiene ciento siete calorías y 7,8 gramos de grasa. Con los quesos «manufacturados» ocurre lo mismo: una onza (28,3 gramos) de queso americano contiene ciento seis calorías y 7,8 gramos de grasa. Las mejores alternativas son el queso fresco (dos por ciento de grasa), que contiene veinticinco

* Las recetas para cocinar todos los platos marcados con asteriscos figuran en el capítulo 9.

calorías y cinco gramos de grasa por cada veintiocho gramos, el requesón (treinta y nueve calorías, 2,2 gramos de grasa), *mozzarella* semidesnatado (setenta y dos calorías, 4,5 gramos de grasa) y *feta*, con setenta y cinco calorías y 6 gramos de grasa (pero recuerde que el *feta* contiene mucha sal).

Noche

1.

Pollo con chiles*.
Gachas de cebada al horno con ajo y queso*.
Brécol al vapor rociado con aceite de oliva y zumo de limón, servido frío o templado.
Soufflé frío de café*.
Aperitivo: palomitas de maíz (sin aceite ni mantequilla).

2.

Páguese una cena en su restaurante mexicano favorito.
6 tortillas con salsa.
1 tostada de pollo o de frijoles.
Fruta fresca de temporada (cualquier cantidad).
Aperitivo: 4 palitos de pan.

CONSEJO

de la Asociación Americana de Cardiología: «Coma algo bajo en calorías antes de acudir a una fiesta para no encontrarse frente a una mesa llena de aperitivos con el estómago vacío. "Alterne" en sociedad a cierta distancia de la mesa.»

> CONSEJO
>
> Al estimular las papilas gustativas, las comidas picantes pueden contribuir a aliviar el deseo de fumar.

SEGUNDA SEMANA DE ENTRENAMIENTO. DOMINGO

ACTITUD

1. Fume sus cigarrillos ateniéndose al plan. No debería de fumar más de quince cigarrillos al día.
2. Utilice la respiración profunda, la visualización y el Plan de Supervivencia de quince minutos para dominar los impulsos de fumar.
3. Evite los bares y otros lugares con el ambiente cargado de humo. No es usted de piedra, y respirar el aire de esos lugares puede equivaler a fumarse un cigarrillo.
4. Evite deliberadamente al menos una de las situaciones difíciles en las que siente el impulso de fumar que anotó ayer en el diario.
5. Busque situaciones en las que no pueda fumar. Pida asientos en la zona de no fumadores de los restaurantes y otros lugares públicos. Practique imaginándose a sí mismo sin fumar.
6. Escriba en el diario: «Sólo me faltan trece días para dejar de fumar.»
7. Dese una recompensa: vaya al cine o a un concierto.

Ejercicio

Camine quince minutos.

> Consejo
>
> Mientras balancea los brazos al ritmo de su marcha, concéntrese también en alargar el paso. Los pasos largos y el movimiento vigoroso de los brazos intensifican el ejercicio, quemando más calorías.

Dieta

Mañana

1.
1/2 pomelo.
1 huevo escalfado sobre una tostada de trigo integral.
Aperitivo: 1 mandarina.

2.
Rodajas de piña fresca.
Un panecillo de salvado grande o dos pequeños, preferiblemente panecillos de salvado y arándanos*.
Aperitivo: 1 batido* del sabor que usted elija.

Mediodía

1.
1 cuenco de sopa de brécol*.
2-4 galletas integrales.
1 taza de yogur natural o de vainilla con un plátano en rodajas.

Aperitivo: todos los palitos de zanahoria que quiera con la salsa baja en calorías* de su elección.

2.

Sandwich de ensalada de pollo* sobre pan integral de trigo u otros cereales con lechuga y tomate.

1 cuenco de fresas o frambuesas frescas.

Aperitivo: 1 vaso de leche semidesnatada.

> CONSEJO
>
> de la Asociación Americana de Cardiología: «Tomar alimentos variados resulta esencial para conseguir todas las sustancias nutritivas necesarias para el cuerpo.»

Noche

1.

85-150 gramos de lenguado o gallo a la plancha con guarnición de gajos de limón.

1 patata asada, preferiblemente con salsa de yogur y cebolletas.

Ensalada de espinacas crudas con vinagreta*.

Bizcocho de ángeles* con bayas frescas.

Aperitivo: 1 mandarina.

2.

Salmón al horno con alcaparras*.

Patatas nuevas asadas con ajo y romero*.

Ensalada verde mixta con vinagreta*.

1 cuenco de rodajas de piña fresca con bayas.

2 galletas de avena.

Aperitivo: 1 torta de arroz hinchado.

SEGUNDA SEMANA DE ENTRENAMIENTO. LUNES

ACTITUD

1. Fume siguiendo el plan.
2. Utilice la respiración profunda, la visualización y el Plan de Supervivencia de quince minutos para dominar el impulso de fumar.
3. Evite los lugares en los que se fuma y a los fumadores.
4. Escriba en el diario: «Sólo me faltan doce días para dejar de fumar.»
5. Dese una recompensa: vaya a la peluquería o a afeitarse al barbero.

EJERCICIO

Camine veinte minutos.

> CONSEJO
>
> de la Asociación Americana contra el Cáncer: «El ejercicio es un gran sustituto del tabaco. Un cuerpo agradablemente cansado por el esfuerzo se sentirá menos inclinado a fumar un cigarrillo.»

DIETA

Mañana

1.

1 naranja, entera o el zumo recién exprimido.
1 cuenco de bayas partidas en trozos con leche.

1 panecillo grande de salvado o dos pequeños, preferiblemente panecillos de salvado y arándanos*.
Aperitivo: 1 vaso de leche semidesnatada.

2.
1/2 pomelo.
1 cuenco de cereal seco con fresas o medio plátano.
1 tostada de pan integral.
Aperitivo: 1 vaso de zumo de verduras o zumo de tomate.

Mediodía

1.
1 *sandwich* de ensalada de pavo* sobre pan integral con lechuga y tomate.
Ensalada de col*.
1 mandarina.

2.
Queso fresco con pedazos de piña fresca o de otra fruta.
2 tortas de arroz.
Aperitivo: 6-8 cogollos de brécol o una rodaja de col cruda con la salsa baja en calorías* de su elección.

> CONSEJO
>
> Beba despacio los zumos y otras bebidas: el impulso de fumar desaparecerá.

Noche

1.
85-150 gramos de chuletas de cerdo a la plancha.
Judías blancas tiernas con ajo*.

Ensalada mixta verde, aceite y vinagre.
1 manzana asada.
Aperitivo: 1 vaso de zumo de uva y un puñado de pipas de girasol (1/3 de taza aproximadamente).

2.
Crema de cangrejo*.
Pechugas de pollo con salsa de cilantro casera*.
Arroz, preferiblemente integral.
2-3 tomates en rodajas con hierbas frescas picadas.
2 galletas de avena o yogur helado de fresas (no más de 1/2 taza).
Aperitivo: plátano en rodajas con 1/2 taza de leche semidesnatada.

SEGUNDA SEMANA DE ENTRENAMIENTO. MARTES

Actitud

1. Haga un plan para no fumar hoy más de catorce cigarrillos. Tache los cigarrillos «menos importantes» de la lista. Si ya fuma menos de catorce cigarrillos, elimine uno más.
2. Utilice las técnicas de respiración profunda y de visualización y el Plan de Supervivencia de quince minutos para dominar el deseo de fumar.
3. Lleve encima su talismán. Juegue con el guijarro o el rosario de cuentas siempre que empiece a sentirse tenso; le relajará.

4. Consulte su lista de pros y contras y recuérdese las razones por las que empezó el programa.
5. Escriba en el diario: «Sólo me faltan once días para dejar de fumar.»
6. Dese una recompensa: hágase un pequeño regalo (un par de calcetines rojos o algún juguete para adultos).

Ejercicio

Tómese el día libre.

Dieta

Mañana

1.
1/2 papaya.
1 cuenco de cereal seco con leche y 1 plátano.
1 tostada integral.
Aperitivo: 1/3 de taza de uvas pasas.

2.
1/2 melón cantalupo o de otra clase.
1 cuenco de gachas de avena u otro cereal caliente.
1 tostada de pan integral.
Aperitivo: un racimo pequeño de uvas y 5-6 cubitos de melón.

> Consejo
>
> En lugar de endulzar las gachas de avena o de otro cereal caliente con azúcar, pruebe con un puñado de uvas pasas o rodajas de plátano.

Mediodía

1.

1 taza de sopa de brécol* fría con una cucharada de yogur natural.

1 panecillo o bollo tostado con queso parmesano.

1 manzana asada.

Aperitivo: 8-10 judías verdes crudas o guisantes mollares, 6 palitos de zanahoria.

2.

Ensalada de salmón* servida sobre hojas de lechuga, con guarnición de rodajas de tomate y pepino.

2-4 galletas integrales.

1 nectarina o 1 pera fresca.

Aperitivo: zumo de verduras o de tomate.

Noche

1.

Una taza de sopa de tomates enanos*.

Una taza de pastel de berenjenas*.

Coles de Bruselas al vapor con aliño de zumo de limón y eneldo.

Palitos de zanahoria cruda.

Yogur helado de frambuesa (no más de 1/2 taza).

Aperitivo: 4 palitos de pan.

2.

1 filete a la plancha pequeño.

1 taza de puré de patatas.

1 taza de zanahorias al vapor.

Ensalada mixta.

1 rodaja de melón dulce o sandía.

Aperitivo: 1 racimo pequeño de uvas.

Consejo

Para mayor variedad y comodidad, haga raciones dobles de sopa. Sirva la mitad caliente por la noche y la otra mitad fría en otro momento de la semana.

SEGUNDA SEMANA DE ENTRENAMIENTO. MIERCOLES

Actitud

1. Haga un plan para no fumar hoy más de trece cigarrillos. Si ya fuma menos de trece, tache el cigarrillo «menos importante» de su lista.
2. Utilice las técnicas de respiración profunda y visualización y el Plan de Supervivencia de quince minutos para dominar el impulso de fumar.
3. «Fume» pajitas y palitos de canela. No olvide su talismán. Sus manos y su boca están acostumbradas a mantenerse ocupadas fumando. Manténgalas ocupadas haciendo estas otras cosas que no engordan.
4. Escriba en el diario: «Sólo me faltan diez días para dejar de fumar.»
5. Dese una recompensa: apúntese a la biblioteca o al gimnasio local.

Ejercicio

Camine veinte minutos.

Consejo

Los primeros minutos de ejercicio pueden resultar aburridos, cansados y fastidiosos. Las personas con experiencia saben que estas sensaciones son pasajeras. No se desanime; siga caminando durante veinte minutos completos.

Dieta

Mañana

1.
1/2 pomelo.
1 cuenco de gachas de avena o de otro cereal integral caliente.
1/2 panecillo.
Aperitivo: 1 ración de yogur, preferiblemente sin endulzar.

2.
1/2 pomelo.
1 huevo escalfado sobre una tostada de pan integral.
Aperitivo: un vaso de zumo de manzana.

Mediodía

1.
Una tortilla de champiñones de un huevo.
1 tomate en rodajas.
1 kiwi o 1 ciruela fresca.
2 galletas de pan de jengibre* o barquillos de jengibre.
Aperitivo: 1 manzana.

2.

1 *sandwich* de queso a la plancha, sobre un panecillo o pan de centeno, con *mozzarella* y tomate fresco en rodajas.

1 taza de compota de manzana.

Aperitivo: 6-8 cogollos de brécol o coliflor.

> CONSEJO
>
> Beba agua cuando coma algo entre horas, antes de las comidas y una o dos veces por la mañana y por la tarde. Aunque no fuera usted muy aficionado al agua en el pasado, se sentirá mejor y tendrá menos hambre si está adecuadamente hidratado.

Noche

1.

Mejillones al vapor con vino blanco*.

Ensalada verde mixta con vinagreta*.

Bizcocho de chocolate* o 1 melocotón fresco en rodajas.

Aperitivo: 1 vaso de zumo de naranja o de «spritzer» de naranja (zumo de naranja con un chorro de agua de Seltz).

2.

Alcachofas con salsa verde de yogur*.

Pollo con chiles*.

1 patata asada.

1 taza de macedonia de fruta fresca.

Aperitivo: 1 galleta integral con queso fresco.

SEGUNDA SEMANA DE ENTRENAMIENTO. JUEVES

ACTITUD

1. Haga un plan para no fumar hoy más de doce cigarrillos, o uno menos que ayer si fuma menos de doce. En este momento sólo fuma usted sus cigarrillos «importantes». Elimine hoy un cigarrillo después del almuerzo.
2. Utilice las técnicas de respiración profunda y de visualización y el Plan de Supervivencia de quince minutos para dominar el impulso de fumar.
3. Evite todos los «noes» de la lista del jueves pasado.
4. Escriba en el diario: «Sólo me faltan nueve días para dejar de fumar.»
5. Dese una recompensa: dé un paseo en barca o salga de excursión.

EJERCICIO

Camine veinte minutos.

CONSEJO

Muchas mujeres tienen miedo de que el ejercicio «desarrolle los músculos de manera antiestética». El programa de caminatas fortalece y entona los músculos pero no los «hincha».

Mañana

1.

1 naranja (entera o recién exprimida).

2 torrijas de pan integral, preferiblemente con jarabe de frutas y yogur natural; utilice el jarabe con moderación.

Aperitivo: 1 puñado pequeño de pipas de girasol (1/3 de taza aproximadamente).

2.

1 mandarina.

1 ración de yogur, preferiblemente sin endulzar, con bayas frescas, medio plátano en rodajas y una cucharadita de germen de trigo (optativo).

Aperitivo: 1/2 bollo, preferiblemente solo o con una cucharadita de mantequilla o queso cremoso como máximo.

CONSEJO

de la Asociación Americana de Cardiología: «Es bastante frecuente que los familiares o amigos contribuyan a apartarle de su dieta. Aunque la intención de estas personas sea buena, muéstrese cortés pero firme y no se vuelva atrás. No tiene por qué ofrecer explicaciones o disculpas.

Mediodía

1.

1 *sandwich* de ensalada de pollo* con pan integral, lechuga y tomate.

1/2 melón cantalupo.
Aperitivo: verduras crudas sin límite de cantidad.

2.
1 taza de judías con chiles.
1 ensalada pequeña de lechuga y tomate con salsa vinagreta*.
Aperitivo: 1 vaso de zumo de manzana.

> CONSEJO
>
> El frasco de galletas es un símbolo de felicidad infantil en América. Si no puede usted pasarse sin ellas, tenga en cuenta lo siguiente: según una reciente encuesta realizada por Laurie Quint, del Centro para la Ciencia en Interés Público, el cuarenta por ciento de las calorías presentes en la mayoría de las galletas procede de la grasa, y otro treinta por ciento del azúcar. Las mejores galletas bajas en grasas son las galletas de trigo integral y las galletas de jengibre, que contienen menos de una cucharadita de grasa por cada veintiocho gramos (dos o tres galletas). Las galletas de harina de avena contienen algo de grasa, pero también fibra en cantidades razonables. Tome galletas como una «recompensa» ocasional, pero no se deje arrastrar por su pasión por los dulces.

Noche

1.
Salmón al horno con alcaparras*.
Arroz salvaje o arroz integral.

Brécol al vapor con zumo de limón.
Macedonia de frutas.
2 galletas de pan de jengibre* o barquillos de jengibre.
Aperitivo: 1 vaso de zumo de pomelo.

2.
Espaguetis con salsa de tomate casera*.
Ensalada verde mixta con vinagreta*.
8 fresas con zumo de limón y 1/2 cucharadita de azúcar.
Aperitivo: 1 manzana.

SEGUNDA SEMANA DE ENTRENAMIENTO. VIERNES

Actitud

1. Haga un plan para no fumar hoy más de once cigarrillos (si fuma usted menos, elimine uno más).
2. Revise la lista de pros y contras. Modifíquela de acuerdo con los cambios que se hayan producido en su actitud hacia el tabaco.
3. Dedique unos momentos a reflexionar sobre los logros de esta semana:
   — Ha reducido en gran medida el número de cigarrillos que fuma.
   — Ha mejorado en su manera de alimentarse y de hacer ejercicio.
   — Ha aprendido nuevas técnicas para ayudar a controlar la ansiedad y el estrés.

   ¡Enhorabuena!

4. Dese una buena palmada en la espalda. ¡Se la merece!
5. Escriba en el diario: «Sólo me faltan ocho días para dejar de fumar.»
6. Dese una recompensa: compre algunas frutas y verduras exóticas en el mercado.

EJERCICIO

Camine veinte minutos.

> CONSEJO
>
> Hay muchas otras personas que caminan cerca de usted. Cincuenta y cinco millones de americanos consideran el caminar como su ejercicio preferido.

DIETA

Mañana

1.

1 taza de piña fresca cortada en trozos.

1 cuenco de gachas de avena o de otro cereal integral caliente.

1 tostada de pan integral.

Aperitivo: 1 ración de yogur, preferiblemente sin endulzar.

2.

1 naranja entera o en zumo.

1 tortilla de un huevo y champiñones.

1 tostada de pan integral.
Aperitivo: 1 racimo pequeño de uvas.

Mediodía

1.
1 cuenco de lentejas guisadas.
1 ensalada verde mixta con vinagreta*.
2-4 tortas de arroz hinchado o galletas integrales.
Aperitivo: 4 daditos de 3 cm de *mozzarella*, un vaso de zumo de manzana.

2.
1/2 aguacate relleno de ensalada de atún*.
5 tomates enanos.
2-4 galletas integrales.
Aperitivo: 1 vaso de zumo de naranja o de «spritzer» de naranja (zumo de naranja con un chorro de agua de Seltz).

Noche

1.
Kebab[6] de pollo a la plancha o a la parrilla (en brochetas con pedazos de pimiento verde, cebolla, champiñón y tomates enanos).
Brécol al vapor.
Arroz integral o arroz salvaje.
Bizcocho de chocolate* o 2 galletas de harina de avena.
Aperitivo: 4 palitos de pan.

---

[6] Carne asada al estilo oriental. (*N. de la T.*)

2.
1 chuleta de cordero de 85-150 gramos (con la grasa recortada), a la parrilla.
1 patata asada.
Judías verdes al vapor.
Ensalada de col*.
1 manzana asada.
Aperitivo: 1 torta de arroz .

TERCERA SEMANA DE ENTRENAMIENTO. SABADO

La cuenta atrás final

Cada vez lo hace usted mejor. Puede que se sienta tan confiado que tenga la tentación de saltarse la siguiente semana de entrenamiento y pasar directamente a la etapa de abandono del tabaco. ¡No lo haga! Como sin duda habrá advertido, dejar de fumar no es simplemente cuestión de superar los síntomas de abstinencia. También está renunciando a un hábito firmemente arraigado. Si deja de fumar sin atender a ambos problemas corre el riesgo de reincidir.

Según el «Balance Anual sobre el tabaco y la salud», de 1986, entre el setenta y el ochenta por ciento de las personas que dejan de fumar reinciden durante el primer año. La mayoría de las personas que dejan de fumar para siempre lo han intentado antes sin éxito. Si sigue usted el programa de *Cómo dejar de fumar y no engordar* hasta el final, evitará los numerosos escollos que pueden provocar la reincidencia. El periodo de entrenamiento de tres semanas es una parte esencial del «distanciamiento». ¡Siga haciendo un buen trabajo!

ACTITUD

1. Reduzca los cigarrillos a un máximo de diez al día. Si ya fuma usted menos de diez, siga así. Una media de diez o menos cigarrillos al día le sitúa en la categoría de «fumador ligero». (Recuerde que los fumadores ligeros tienen menos problemas para dejar de fumar.) No tendrá que volver a reducir el número de cigarrillos hasta el día en que deje de fumar. Una vez que se haya acostumbrado a los diez cigarrillos diarios marcados por su plan, estará preparado para dejar de fumar. Elabore un plan con los momentos en los que se fumará esos diez cigarrillos y aténgase a él. Si intenta decidir cuáles son los cigarrillos importantes en el momento de fumar se estará poniendo las cosas demasiado difíciles. ¡Cuando se tienen auténticas ganas de fumar, *todos* son igualmente importantes!
2. Busque situaciones en las que no pueda fumar. Evite los bares llenos de humo esta noche. Vaya al cine. Siéntese en la zona para no fumadores de un restaurante.
3. Apunte en su diario los cambios en su actitud hacia el tabaco. Anote cuándo le resulta más difícil abstenerse.
4. Escriba en el diario: «Sólo me faltan siete días para dejar de fumar.»
5. Dese una recompensa: compre una revista que no haya leído nunca.

Ejercicio

Camine veinte minutos.

Consejo

¿Cree usted que es demasiado viejo para seguir un programa de ejercicios regularmente? George Sheehan y Bob Holtel no se mostrarían de acuerdo. El escritor y campeón de atletismo George Sheehan empezó a correr a los cuarenta y cinco años. En la actualidad, con sesenta y nueve, sigue entrenándose y participando en carreras de manera habitual. Holtel, de cincuenta y seis años, ha corrido durante los tres últimos veranos toda la longitud de la cresta de la cordillera del Pacífico, cuatro mil ciento cincuenta y tres kilómetros en total desde la frontera de México a la de Canadá. «Me siento orgulloso y satisfecho de haberlo hecho», dijo en una entrevista concedida en 1988 a *Runner's World* («El mundo del atletismo»). «Sigo corriendo ciento veintinueve kilómetros a la semana aunque no tenga pensado ir a Canadá.»

Dieta

Mañana

1.
1/2 pomelo.
1 huevo pasado por agua o escalfado.
1 tostada de pan integral.
Aperitivo: zumo de manzana.

2.

Tortitas de harina de trigo integral o alforfón, preferiblemente con jarabe de arce o jarabe de frutas puro.
Arándanos o fresas frescas.
Aperitivo: 1 vaso de leche semidesnatada.

CONSEJO
Pruebe a poner yogur en lugar de mantequilla en las tortitas y *goffres* para conseguir un dulce apetitoso y con poca grasa.

CONSEJO
El bacon de la parte del lomo del cerdo contiene menos grasa que el normal.

Mediodía

1.

1 batido* del sabor que prefiera.
2-4 galletas integrales o tortas de arroz.
1/2 melón cantalupo.
Aperitivo: 5 fresas o 1 mango.

2.

1 cuenco de sopa de tomate o sopa de tomates enanos*.
1 panecillo con requesón o queso fresco tostado a la plancha.
1 taza de compota de manzana, preferiblemente sin endulzar.

2 galletas de pan de jengibre* o barquillos de jengibre.
Aperitivo: verduras crudas sin límite de cantidad.

> CONSEJO
>
> de la Asociación Americana del Aparato Respiratorio: «Para controlar el peso utilice platos y cuencos más pequeños que den la impresión de contener una mayor cantidad de comida. Mastique despacio. Deje el tenedor y el cuchillo sobre la mesa entre cada dos bocados. Conceda a su cuerpo veinte minutos para digerir la comida y hacerle saber que está satisfecho.»

Noche

1.
Crema de cangrejo*.
Pollo adobado con orégano*.
1 mazorca de maíz o guisantes.
Ensalada de col*.
Melocotones hervidos en vino tinto y miel* o 1 mango fresco en rodajas.
Aperitivo: 1 torta de arroz hinchado.

2.
Invítese a cenar en su restaurante italiano preferido.
1 tazón de sopa milanesa.
Ensalada verde mixta con aceite y vinagre.
Ravioli de queso con salsa marinera.
Aperitivo: 1 mandarina.

Consejo

Las mazorcas de maíz frescas de verano son absolutamente deliciosas tal y como las hizo la naturaleza, sin mantequilla ni sal.

TERCERA SEMANA DE ENTRENAMIENTO. DOMINGO

Actitud

1. Fume hoy diez o menos cigarrillos, de acuerdo con su plan. Recuerde que no tiene que reducir más las cantidades hasta el día en que deje de fumar. No gaste demasiados de sus diez cigarrillos en la primera parte del día. Las horas entre las siete de la tarde y las once de la noche son a menudo las más difíciles. Por sus fichas podrá saber si éste es su caso.
2. ¡Las manos ociosas hacen tonterías! Va usted a tener mucho tiempo ocioso para las manos; al menos dos o tres horas que empleaba en manejar el instrumental de fumar y que ahora están libres. Busque algo que hacer con ellas:
   — Empiece a hacer ganchillo.
   — Construya una maqueta de un avión.
   — Teja una bufanda.
   — Aprenda a pintar.
   — Plante un huerto de hierbas.
   — Aprenda a tocar la armónica.

— Haga un rompecabezas.
— Escriba cartas.

3. No olvide utilizar la respiración profunda y la visualización para dominar los deseos de fumar. Como hemos dicho antes, si pudiéramos ver un ataque de ansiedad en un gráfico tendría el aspecto de una especie de ola que aumenta gradualmente en intensidad hasta alcanzar un punto máximo y luego disminuir. Al hacer frente a cada ataque cuando se presenta está usted controlando su hábito y evitando el peligro de que le encuentre desprevenido.
4. Escriba en el diario: «Sólo me faltan seis días para dejar de fumar.»
5. Dese una recompensa: llame a un amigo con el que no haya hablado hace tiempo; concierte una cita para verlo.

EJERCICIO

Tómese el día libre.

Uno o dos días sin hacer ejercicio a la semana permiten que los músculos se recuperen. El ejercicio vigoroso produce unas desgarraduras microscópicas en el tejido muscular que tardan alrededor de cuarenta y ocho horas en curarse.

DIETA

Mañana

1.

1 taza de trozos de piña fresca.
1 cuenco de gachas de avena u otro cereal integral caliente.

1 tostada de pan integral.
Aperitivo: 1 ración de yogur, preferiblemente sin endulzar.

2.
1 naranja entera o en zumo.
1 tortilla de champiñones de un huevo.
1 tostada de pan integral.
Aperitivo: 1 racimo pequeño de uvas.

Mediodía

1.
1 *sandwich* de queso a la parrilla sobre un panecillo o una rebanada de pan integral, con *provolone* (queso de Sorrento), queso suizo o americano.
Ensalada verde mixta con vinagreta*.
1 mandarina.
Aperitivo: 1 manzana, 1 torta de arroz hinchado.

2.
Tomate relleno de ensalada de cangrejo*.
2-4 galletas integrales.
1 racimo pequeño de uvas.
Aperitivo: 1 vaso de zumo de manzana.

Noche

1.
85-150 gramos de salmón a la plancha.
Tomates partidos por la mitad a la plancha.
Champiñones enteros a la plancha.
Ensalada de lechuga romana y manzana*.
1/2 pomelo, rociado con miel.
Aperitivo: trozos de piña fresca.

2.

1 cuenco de chile con carne.

Ensalada verde mixta, vinagreta*.

Pan de barra (francés) o pan de pita de trigo integral, untado con aceite de oliva y ajo desmenuzado y pasado por la plancha cinco minutos.

1 taza de macedonia de fruta fresca.

2 galletas de harina de avena.

Aperitivo: 1 manzana.

TERCERA SEMANA DE ENTRENAMIENTO. LUNES

ACTITUD

1. Fume hoy diez o menos cigarrillos, de acuerdo con su plan.
2. Evite el alcohol o pruebe una nueva bebida.
3. Evite los lugares cargados de humo y a los fumadores.
4. No lo olvide: lávese siempre los dientes después de cada comida.
5. Mantenga las manos ocupadas haciendo algo que le interese.
6. Escriba en el diario: «Sólo me faltan cinco días para dejar de fumar.»
7. Dese una recompensa: cómprese un *best-seller*.

EJERCICIO

Camine veinte minutos.

Consejo

Caminar es bueno para pensar y para la creatividad. Aristóteles, Platón, Leonardo da Vinci, Rousseau, Keats y Einstein eran grandes aficionados.

Consejo

Cuando empiece a pensar en sus próximas vacaciones, ¿por qué no considera unas vacaciones que le ayuden a ponerse en forma? Vaya a algún lugar que ofrezca rutas para excursiones a pie, por ejemplo. O vaya adonde pueda navegar en canoa o a un rancho para turistas. Infórmese en su agencia de viajes sobre las numerosas rutas para caminantes que se organizan en todo el mundo en la actualidad. Contribuirá a mantenerle en forma y será un buen modo de evitar el tabaco.

Dieta

Mañana

1.

1 naranja entera o en zumo.
1 panecillo tostado con plátano machacado y queso fresco o mantequilla de cacahuete.
Aperitivo: 1 manzana, 1 vaso de leche semidesnatada.

2.

1/2 pomelo o 1 vaso de zumo de pomelo.
1 cuenco de cereal seco con medio plátano.
1 tostada de pan integral.
Aperitivo: 1/2 plátano, 3 albaricoques secos.

Mediodía

1.

1 cuenco de crema de cangrejo*.
2-4 galletas integrales.
Brécol al vapor con zumo de limón y aceite de oliva (servido frío o caliente), u 8 cogollos de brécol con la salsa baja en calorías* que prefiera.
1/2 papaya.
Aperitivo: 2 trozos de jengibre escarchado o 1/3 de taza de uvas pasas.

2.

1 *sandwich* de pavo con pan integral.
Ensalada de col*.
1 manzana.
Aperitivo: todos los palitos de zanahoria y cogollos de brécol que quiera, con la salsa baja en calorías* de su elección si así lo desea.

> CONSEJO
>
> Una menta sirve para rematar la comida y ayuda a contener el impulso de fumar.

Noche

1.

Filetes de pescado con migas de pan de ajo* .
1 patata asada.
Ensalada de lombarda*.
Bizcocho de chocolate* o 1 cuenco de cerezas frescas.
Aperitivo: 2 galletas integrales con la salsa baja en calorías* de su elección.

2.

Pechuga de pavo asada en lonchas (2 cucharadas soperas de salsa como máximo).
1 taza de puré de patatas o 1 batata asada.
1 taza de guisantes frescos.
Ensalada verde mixta con vinagreta*.
Tarta de arándanos* o un cuenco de trozos de piña fresca.
Aperitivo: 2 trozos de jengibre escarchado.

TERCERA SEMANA DE ENTRENAMIENTO. MARTES

ACTITUD

1. Fume hoy diez o menos cigarrillos, de acuerdo con su plan.
2. Juegue con el rosario de cuentas si empieza a sentir ansiedad.
3. Utilice los ejercicios de respiración profunda para dominar el deseo de fumar.
4. Haga una lista en su diario de las razones por las que está contento de fumar menos y de las razones por las que se siente nervioso ante la idea de dejar de fumar.
5. Escriba en el diario: «Sólo me faltan cuatro días para dejar de fumar.»
6. Dese una recompensa: compre flores para su escritorio o para la casa, o póngase una flor en el ojal.

EJERCICIO

Camine veinte minutos.

> CONSEJO
>
> Si hace usted ejercicio al atardecer o cuando ha oscurecido, lleve reflectores delanteros y traseros para que los conductores puedan verlo. Muchas zapatillas y chaquetas deportivas llevan tiras reflectantes incorporadas.

> CONSEJO
>
> No se fuerce hasta el punto de quedarse sin aliento durante más de unos segundos después de haber terminado su caminata. Si todavía no ha recuperado el aliento cinco minutos después de caminar, es posible que su corazón se haya resentido de los años de tabaco. Consulte a su médico de cabecera inmediatamente si éste es su caso.

DIETA

Mañana

1.
1 mandarina.
1 cuenco de cereal seco con melocotón o plátano fresco.
1 tostada de pan integral.
Aperitivo: 1 vaso de zumo de uva y un puñado de pipas de girasol.

2.

1/2 melón cantalupo o una rebanada de melón de otra clase.
1 cuenco de copos de avena u otro cereal caliente.
1 tostada de pan integral.
Aperitivo: 1 mandarina.

CONSEJO

Pruebe este inolvidable remedio contra la sobrealimentación utilizado por los investigadores Polivy y Herman para ayudar a las personas con problemas de sobrealimentación compulsiva: desmigaje sus «tentaciones» predilectas en las manos (galletas, patatas fritas, barritas de chocolate, etc.) y tírelas al inodoro. Según los investigadores, la única diferencia entre tirar de la cadena o comérselas es que cuando se tira de la cadena está usted pasando por alto a un intermediario.

Mediodía

1.

1 empanada pequeña de carne magra de vacuno, a la plancha, con lechuga y tomate sobre una rebanada de pan o bollo integral.
1 melocotón fresco u otra fruta fresca de la estación.
Aperitivo: 4 hojas de lechuga romana. Trocéelas a medida que come. Mójelas en una salsa baja en calorías*.

2.

1 taza de sopa de tomate o sopa de tomates enanos*.

2 rebanadas de pan integral con 2 lonchas finas de queso suizo o *mozzarella*, mostaza, lechuga y pepino en rebanadas finas.

Compota de manzana, preferiblemente sin endulzar.

Aperitivo: 1 pera fresca o 1 naranja entera.

Noche

1.

Ensalada de judías blancas y atún*.

1 alcachofa con salsa verde de yogur*.

Tomates enanos.

Melocotones hervidos en vino tinto y miel*.

Aperitivo: zumo de pomelo.

2.

85-150 gramos de lenguado u otro pescado a la plancha.

1 patata asada con yogur y cebolletas.

Espinacas al vapor con limón.

1 plátano asado*.

Aperitivo: 1 torta de arroz hinchado.

> CONSEJO
>
> Del mismo modo que el visualizarse como no fumador le ayuda a dejar de fumar, el verse como una persona esbelta le animará a comer como tal.

TERCERA SEMANA DE ENTRENAMIENTO. MIERCOLES

ACTITUD

1. Fume hoy diez o menos cigarrillos, de acuerdo con su plan.
2. Visualícese trabajando sin cigarrillos. Intente pasar la tarde sin fumar.
3. Practique el ejercicio de contracción-relajación del Plan de Supervivencia de quince minutos del capítulo 3. Empiece con los músculos de la cara y baje poco a poco hasta los dedos de los pies. Este ejercicio da muy buenos resultados para combatir la ansiedad o la tensión.
4. Escriba en el diario: «Sólo me faltan tres días para dejar de fumar.»
5. Dese una recompensa: planee unas vacaciones. Pida folletos de viaje en una agencia. ¡Existe la vida después del tabaco!

EJERCICIO

Camine treinta minutos.

CONSEJO

El ejercicio regular contribuye a regularle a *usted* al incrementar el número de contracciones musculares intestinales. Un corredor de maratón estreñido es una especie inexistente.

CONSEJO

No tome nunca tabletas de sal ni aumente su consumo de sal, por mucho calor que haga o por mucho que le parezca que está trabajando duro. Para agotar por completo la cantidad de sal consumida diariamente por la mayoría de los americanos, entre nueve y doce gramos, tendría usted que producir alrededor de tres litros de sudor. El tomar más sal puede producir agotamiento, calambres musculares y un aumento de la presión arterial.

DIETA

Mañana

1.
1/2 pomelo.
1 huevo revuelto.
1/2 panecillo grande o uno pequeño, preferiblemente panecillos de salvado y arándanos*.
Aperitivo: 1/2 panecillo de salvado grande o uno pequeño.

2.
1/2 naranja cortada por la mitad y tomada con cuchara como un pomelo.
1 taza de yogur natural con rodajas de plátano.
1 galleta de arroz tostado.
Aperitivo: 5 albaricoques secos, 3 palitos de pan.

Mediodía

1.

85-150 gramos de salmón a la plancha o hervido con guarnición de gajos de limón.

Tomate y pepino en rodajas.

Ensalada de col*.

1 naranja entera (cortada en ocho partes y pelada).

Aperitivo: un puñado de cereales secos (1/3 de taza aproximadamente).

2.

Espaguetis con salsa de tomate casera*.

Ensalada pequeña con lechuga, pepino y vinagreta*.

1 galleta de harina de avena.

Aperitivo: 1/2 melón cantalupo o una rodaja de otra clase de melón.

> CONSEJO
>
> Haga una ración doble de la receta de salsa de tomate casera y guarde la mitad en el congelador o la nevera.

Noche

1.

Escalopines de pechugas de pollo*.

Fusilli u otra pasta rociada con aceite de oliva y parmesano.

Ensalada verde mixta.

Cerezas frescas o yogur de café.

Aperitivo: 1 manzana.

2.
Ensalada de gambas*. Guarnición: hojas de lechuga, tomates enanos y otras verduras crudas de su elección, con la salsa baja en calorías* de su elección.
Melocotón o nectarina fresca, en rodajas con yogur helado de vainilla.
Aperitivo: 1 vaso de zumo de uva o «spritzer» de zumo de uva (zumo de uva con un chorro de agua de Seltz).

TERCERA SEMANA DE ENTRENAMIENTO. JUEVES

ACTITUD

1. Fume hoy diez o menos cigarrillos, de acuerdo con su plan.
2. Visualícese trabajando con eficacia sin fumar.
3. Consiga refuerzos por adelantado. Si está usted dejando de fumar con otra persona, ya tiene un aliado. Si lo está haciendo solo, dígales a sus familiares y amigos que lo que está a punto de hacer es difícil. Va a necesitar toda la ayuda que pueda conseguir.

   Pídales que se abstengan de:
   — ofrecerle cigarrillos;
   — traer helado y dulces a casa;
   — citarse con usted en bares llenos de humo o lugares que usted asocie con el tabaco;
   — decirle que les gustaba usted más cuando fumaba.

Pídales que:

— sean comprensivos si se muestra usted irritable y malhumorado;
— le ayuden con los niños para que pueda disponer de tiempo para usted;
— se reserven sus problemas durante un par de semanas;
— salgan a caminar con usted;
— le preparen comidas;
— fumen en otra parte.

4. Planifique algunas actividades en lugares en los que no haya gente fumando o comiendo. Pero no se exceda. Va usted a sufrir un estrés considerable, y cuanto menos se exija a sí mismo más fácil le resultará cumplir sus objetivos.

5. Escriba en el diario: «Sólo me faltan dos días para dejar de fumar.»

6. Dese una recompensa: regálese un perfume o loción de afeitar nueva. Elija algunas buenas películas en el periódico o en el videoclub para ver este fin de semana.

EJERCICIO

Camine treinta minutos.

CONSEJO

El ejercicio regular puede ayudar a prevenir los dolores de espalda al fortalecer los músculos de la pelvis y de la zona lumbar. También puede ser una protección contra los resfriados. Los corredores saben bien que sufren menos resfriados que el resto del género humano. Los expertos especulan sobre la posibilidad de que el ejercicio regular eleve la temperatura del cuerpo lo bastante para crear un medio poco acogedor para determinados tipos de microbios.

CONSEJO

¿Suda usted durante sus caminatas? Bien: señal de que está usted ejercitándose de verdad. El sudor contribuye a expulsar la nicotina y otras toxinas del cuerpo.

DIETA

Mañana

1.
1/2 pomelo.
1 cuenco de cereales secos con bayas frescas o plátano.
1 tostada de pan integral.
Aperitivo: un vaso de zumo de verduras o de tomate.

2.
1 naranja entera o en zumo.
1 panecillo.
2 rebanadas de bacon de lomo de cerdo.
Compota de manzana, preferiblemente sin endulzar.
Aperitivo: 1 vaso de leche semidesnatada.

Mediodía

1.

1/2 papaya con queso fresco.
1/2 panecillo o bollo.
4 ciruelas pasas.
Aperitivo: 1 mandarina, 1 torta de arroz hinchado.

2.

1 taza de sopa de guisantes pelados.
4-5 palitos de pan.
1 taza de macedonia de frutas frescas con yogur.
Aperitivo: 5-6 cogollos de brécol, 8 palitos de zanahoria o de apio, con la salsa baja en calorías* de su elección.

Noche

1.

Pescado azul con ajo*.
Succotash (maíz mezclado con judías blancas tiernas)[7].
Ensalada verde mixta con vinagreta*.
1/2 melón cantalupo.
Aperitivo: palomitas de maíz (sin aceite ni mantequilla).

2.

Higaditos de pollo a la plancha con salsa de tomate casera*.
Arroz, preferiblemente arroz integral.
Brécol al vapor con salsa verde de yogur* (utilice la receta de las alcachofas).
2 galletas de harina de avena.
Aperitivo: zumo de manzana.

[7] Plato original de los indios americanos. (*N. de la T.*)

TERCERA SEMANA DE ENTRENAMIENTO. VIERNES

ACTITUD

1. Fume hoy diez o menos cigarrillos, de acuerdo con su plan.
2. Ignore la voz que le dice: «La semana próxima es el peor momento para dejar de fumar. Tengo una presentación importante, hay que llevar a los niños al dentista, el coche está en el taller y está lloviendo.» Nunca encontrará el «momento ideal» para dejar de fumar. ¡Recuerde que ya ha llegado hasta aquí, así que ánimo y adelante!
3. Pase revista a sus progresos durante las últimas tres semanas.
   — Ha reducido usted sustancialmente su consumo de nicotina.
   — Ha modificado sus hábitos de fumador de manera que ahora controla cuándo y dónde fuma.
   — Ha mejorado de manera permanente su manera de alimentarse y de cuidar su cuerpo.
4. ¡TRES HURRAS PARA USTED! Se encuentra en muy buena forma para hacer frente a la semana que viene. Pero todavía hay un elemento sin el cual ningún intento por cambiar su vida tendrá éxito: *¡Tiene usted que estar convencido de que lo conseguirá!* Dorothy Parker dijo: «Hay cuatro cosas sin las cuales

me habría ido mejor: el amor, la curiosidad, las pecas y las dudas.» No tiene sentido limitarse a esperar a ver si lo consigue; tiene usted que estar seguro. La desconfianza abre camino a la duda. Tenga confianza en su capacidad para salir adelante.

5. Haga esta semana la compra para la próxima semana.
— No vaya *nunca* a la compra sin una lista.
— No compre *nunca* nada que no haya decidido de antemano.
— Vacíe la nevera de comida basura y de dulces.

6. Si tiene niños en casa, dígales que pueden ayudarle no trayendo a casa *pizza*, caramelos, helados y demás tentaciones. Pídales que sean muy, muy amables con usted, incluso si usted no se muestra especialmente amable con ellos durante una o dos semanas.

7. Al final del día *tire todo lo que le recuerde al tabaco.* Ceniceros, cajas de cerillas, viejas cajetillas y su mechero. Deshágase de todo. Rompa en dos mitades todos los cigarrillos que le queden. Tírelos a la basura. Haga de ello un ritual; *dígales adiós.*

8. Escriba en el diario: «Acabo de apagar mi último cigarrillo. Ahora he dejado de fumar. No voy a fumar durante las próximas veinticuatro horas.»

EJERCICIO

Tómese el día libre.

CONSEJO

El ejercicio puede ser la solución para la fatiga de vuelo (*jet lag*). Los hámsters de laboratorio bien ejercitados y sometidos a un estrés similar al que producen los largos viajes en avión se ajustaban a las nuevas zonas horarias mucho más rápidamente que sus compañeros de laboratorio más sedentarios. Los viajeros humanos acuden cada vez con mayor frecuencia a los gimnasios o pistas de carreras de los hoteles al llegar a una ciudad.

CONSEJO

No se ponga *nunca* un «traje de sauna» de goma o plástico con la esperanza de perder peso mientras hace ejercicio. El sobrecalentamiento simplemente le fatigará y podría llegar a provocarle un desmayo.

DIETA

Mañana

1.

1/2 melón cantalupo.
1 taza de yogur de limón.
1 panecillo tostado.
Aperitivo: 1 puñado de uvas pasas (1/3 de taza aproximadamente), 1 puñado pequeño de pipas de girasol.

2.

1/2 pomelo (guarde la otra mitad para un aperitivo).

2 panecillos de salvado pequeños o uno grande, preferiblemente panecillos de salvado y arándanos*.

Aperitivo: 1 manzana.

Mediodía

1.

Pasta fría revuelta con salsa vinagreta* y las verduras crudas troceadas de su elección.

1 alcachofa con salsa verde de yogur*.

1 taza de trozos de piña fresca.

Aperitivo: una ración de yogur, preferiblemente sin endulzar.

2.

1 *sandwich* de ensalada de atún* con pan de centeno o de otro grano integral, lechuga y tomate.

Palitos de zanahoria.

Ensalada de col*.

1 taza de ciruelas pasas cocidas.

Aperitivo: 1/2 pomelo.

Noche

1.

Gazpacho*.

Pastel de pimientos jalapeños*.

Tomates en rodajas con vinagreta*.

1 taza de macedonia de frutas: rodajas de kiwi y trozos de naranja.

Aperitivo: 1 torta de arroz hinchado.

2.
1 gallina de Cornualles asada.
Gachas de cebada al horno con ajo y queso*.
Ensalada verde mixta con vinagreta*.
1 mandarina.
Aperitivo: 1 vaso de zumo de verduras o de tomate.

SEMANA FINAL: DEJAR DE FUMAR. SABADO

ACTITUD

1. Escriba en el diario: «No voy a fumar durante las próximas veinticuatro horas.»

2. Reserve algún tiempo para prepararse mentalmente. Esta semana dedique veinte minutos a la meditación si nota que su nivel de ansiedad empieza a aumentar. La meditación es una manera excelente de desterrar de la mente los pensamientos destructivos y de mantenerse tranquilo y confiado. Aquí tiene un sencillo ejercicio de meditación para realizar todos los días de esta semana:

— Siéntese en silencio en una posición cómoda, con los ojos cerrados.
— Intente vaciar la mente mientras concentra su atención en el espacio entre los ojos.
— Si los pensamientos no deseados empiezan a distraer su atención, hágalos a un lado con suavidad. No se altere, limítese a persuadirlos de que se vayan. Concentre su atención en el espacio entre los ojos hasta que su mente esté despejada.

— Repita para sí la palabra «uno».
— Abra los ojos después de unos minutos. Se sentirá tranquilo y sosegado. Incluso un par de minutos de esta meditación pueden resultar beneficiosos. Veinte minutos le pondrán a tono para todo el día.

Recuerde que nunca debe forzar la meditación. Al igual que cuando se intenta conciliar el sueño, cuanto más lo intente más difícil le resultará.

3. Utilice todas las nuevas técnicas de respiración y visualización para dominar los ataques de ansiedad.
4. Anote en su diario los síntomas de abstinencia que esté experimentando.
5. Dese una recompensa: aprenda un nuevo paso de baile.

Ejercicio

Camine treinta minutos.

> ### Consejo
>
> No se convierta en un deportista de los que sólo salen en días soleados. Muchos principiantes utilizan las condiciones meteorológicas que no son absolutamente perfectas como excusa para aplazar y/o renunciar al ejercicio. Los deportistas experimentados aprenden a vestirse para protegerse adecuadamente del frío, la lluvia o el calor. Sin embargo, hay excepciones; cuando la hume-

dad y las temperaturas son muy elevadas (más de treinta grados centígrados) o el tiempo es muy frío (diez grados bajo cero o menos) hay razones suficientes para limitar el ejercicio.

DIETA

Para ayudarle a pasar la semana final, planifique al menos dos aperitivos pequeños entre cada comida en sustitución de los cigarrillos. Puede interesarle tomar los aperitivos de la mañana a las 9.30 y las 11.00 y los bocados de la tarde a las 14.30 y las 16.00. Varíe los aperitivos según su plan de trabajo y de comidas. Acuérdese de comer siempre despacio y de masticar cuidadosamente. ¡Haga durar cada bocado!

Mañana

1.

1 naranja (entera o el zumo recién exprimido).
1 cuenco de copos de avena u otro cereal caliente.
1 tostada de pan integral.
Aperitivo 1: zumo de pomelo, 3 palitos de pan.
Aperitivo 2: un racimo pequeño de uvas.

2.

1/2 melón cantalupo.
1 huevo revuelto con cebolletas picadas y perejil.
Aperitivo 1: 4 albaricoques secos, 1 galleta de arroz tostado.
Aperitivo 2: 1 vaso de zumo de manzana, verduras frescas de su elección sin límite de cantidad.

Mediodía

1.

1 taza de sopa de tomate o sopa de tomates enanos*.

1 *sandwich* de pavo de carne blanca con pan integral y lechuga.

1 mandarina.

1 galleta de pan de jengibre* o barquillo de jengibre.

Aperitivo 1: 6 rodajas de pepino o apio crudos.

Aperitivo 2: 1 vaso de leche semidesnatada.

2.

Ensalada provenzal*.

2 palitos de pan.

1 taza de compota de manzana, preferiblemente sin endulzar.

1 galleta de harina de avena o de trigo integral.

Aperitivo 1: 1 taza de yogur de vainilla o natural con rodajas de fresa o de plátano.

Aperitivo 2: el batido* de su elección.

Noche

1.

1 cuenco de sopa de brécol*.

85-150 gramos de filetes de atún o de otro pescado fresco, a la parrilla o al horno.

Judías blancas tiernas con ajo*.

1 manzana asada.

Aperitivo 1: un puñado pequeño de uvas pasas (1/3 de taza aproximadamente).

Aperitivo 2: 3 palitos de pan.

2.

Invítese a cenar en su restaurante chino preferido.

Pollo o gambas con salsa de judías negras.
Brécol con salsa de ajo.
Arroz, preferiblemente integral.
Galletitas chinas de la suerte.
Aperitivo 1: un puñado pequeño de pipas de girasol (1/3 de taza aproximadamente).
Aperitivo 2: 1/2 vaso de leche semidesnatada.

SEMANA FINAL: DEJAR DE FUMAR. DOMINGO

ACTITUD

Hoy es el día de «¿Por qué estoy haciendo esto?». Puede que a estas alturas haya olvidado que usted quiere dejar de fumar. Puede que esté empezando a considerarlo como algo que le están haciendo a usted. Alguien le ha separado a la fuerza de los cigarrillos que tanto ama, los cigarrillos que siempre le han hecho feliz. No es divertido y no parece justo.

1. Saque su lista de pros y contras. Dejar de fumar merece pasar algunos días de malestar, ¿verdad?
2. Mire el lado bueno de las cosas. *Esta semana puede permitirse todos sus caprichos sin ninguna clase de limitaciones.* Durante la semana final no es que se espere de usted esta actitud, es que es necesaria.
3. Dese un baño caliente; le relajará y ayudará a limpiar el cuerpo de toxinas. Un baño caliente

prolongado tiene algo de curativo y también de concesión al hedonismo. Póngase a remojo por lo menos durante veinte minutos.

4. Distráigase. Lea un libro absorbente o teja un suéter difícil.
5. Concédase permiso para portarse mal. Coja una rabieta si quiere. ¡Grite! ¡Vocifere! ¡Aporree un almohadón! Descargue sobre el almohadón toda la furia y la frustración que siente. Golpéelo con ganas. En unos minutos se sentirá mucho mejor.
6. Escriba en el diario: «No voy a fumar durante las próximas veinticuatro horas.»

EJERCICIO

Camine treinta minutos.

CONSEJO

Esta semana, para conseguir una mayor relajación, distracción y consumo de calorías, arrégleselas para programar diez o quince minutos adicionales de caminata. Añádalos a su programa regular o encuentre otro momento del día para hacerlo. Por ejemplo, podría intentar aparcar el coche a diez minutos a pie del trabajo o del supermercado. Bájese del autobús un par de paradas antes. En lugar de ir a un restaurante utilice el tiempo del almuerzo para dar un paseo, parándose a comprar un *sandwich* en el camino de vuelta al trabajo.

Consejo

Los años de fumador empedernido pueden haber dañado su corazón sin que usted lo sepa. Además de la incapacidad de recobrar el aliento que persiste cinco minutos después de haber terminado de hacer ejercicio, otros signos de que podría usted estarle exigiendo demasiado al corazón son los dolores de pecho y las náuseas o mareos. Un pulso que se mantiene por encima de ciento diez durante quince minutos o más después de haber terminado de hacer ejercicio también es una señal de aviso. Póngase inmediatamente en contacto con su médico si tiene alguno de estos síntomas.

Dieta

Mañana

1.

1/2 melón cantalupo.

1 panecillo de salvado grande o dos pequeños, preferiblemente panecillos de salvado y arándanos*.

Aperitivo 1: 1 naranja entera (pele la naranja y separe los gajos).

Aperitivo 2: 2-3 ciruelas pasas, 1 torta de arroz.

2.

1 naranja entera o en zumo.

Torrijas esponjosas (utilice 2 rebanadas de pan integral empapadas en una yema de huevo batida con 2 cucharadas soperas de leche, después en 1 clara de huevo batida a punto de nieve).

Aperitivo 1: 4 palitos de pan, zumo de uva.
Aperitivo 2: 1 rodaja de col cruda, 4-5 tiras de pimiento rojo o verde.

Mediodía

1.

1 lata de sardinas con guarnición de rodajas de cebolla, alcaparras, rodajas de limón, tomates enanos y rodajas de pepino.
2-4 galletas integrales o tortas de arroz hinchado.
1 taza de trozos de piña fresca.
Aperitivo 1: 1 manzana.
Aperitivo 2: verduras crudas de su elección sin límite de cantidad y una salsa baja en calorías*.

2.

1 empanada pequeña de carne magra de vacuno sobre 1/2 panecillo o bollo integral, aderezada con mostaza, tomate, lechuga y rodajas de cebolla cruda (optativo).
Ensalada de col*.
1/2 melón cantalupo.
Aperitivo 1: un racimo pequeño de uvas, 1 galleta de trigo integral o de harina de avena.
Aperitivo 2: 1 mandarina.

> CONSEJO
>
> En lugar de encargar un postre, pruebe a tomarse un café expreso o un *cappucino*. Este es el agradable y poco graso colofón del almuerzo de muchos europeos.

Noche

1.

1 chuleta de cordero de 85-150 gramos a la parrilla.
1 patata asada.
Ensalada verde mixta con vinagreta*.
1 melocotón o 1 pera entera.
2 galletas de pan de jengibre* o barquillos de jengibre.

Aperitivo 1: palomitas de maíz (sin mantequilla ni aceite).

Aperitivo 2: un racimo pequeño de uvas.

2.

Espaguetis *putanesca**.
Ensalada con lechuga y una selección de sus verduras crudas preferidas en trozos. Salsa vinagreta*.
1 rebanada de bizcocho de chocolate* o 1 taza de macedonia de frutas frescas.

Aperitivo 1: zumo de naranja o «spritzer» de naranja (añada agua de Seltz al zumo).

Aperitivo 2: un puñado pequeño de cereal seco (1/3 de taza aproximadamente).

SEMANA FINAL: DEJAR DE FUMAR. LUNES

Actitud

1. Empiece el día con veinte minutos de meditación.
2. Visualice un acontecimiento social al que asiste usted sin fumar, pero no caiga aún en la tenta-

ción de ponerse a prueba. Espere una semana antes de asistir a una fiesta importante o de recibir invitados en casa.

3. Todas las pequeñas cosas desagradables de la vida a las que usted estaba acostumbrado a enfrentarse encendiendo un cigarrillo pueden parecerle insoportables esta semana. No permita que esta ira inesperada le coja por sorpresa. Utilice alguna de las nuevas técnicas de respiración o visualización para relajarse y desfogarse.
4. Pídales a sus amigos fumadores que no lo hagan delante de usted. No tienen intención de mostrarse desconsiderados, así que no tenga miedo de pedirles amablemente que no fumen cuando está con ellos. Es posible que la visión de un cenicero lleno de colillas le saque de sus casillas esta semana.
5. Utilice la técnica de respiración profunda de Milton Feher cada vez que le asalten los impulsos de fumar.
6. Apunte en el diario todos los ataques de ansiedad y su duración. ¿Cuántos síntomas de abstinencia sigue sufriendo? ¿Con qué grado de intensidad? Anótelo también.
7. Escriba en el diario: «No voy a fumar durante las próximas veinticuatro horas.»
8. Dese una recompensa: compre entradas para un partido o para ir al cine.

EJERCICIO

Camine treinta y cinco minutos.

CONSEJO

¿Tiene usted una presentación importante en el trabajo dentro de poco? ¡Haga ejercicio antes de acudir! Al estimular su circulación y metabolismo y elevar el pulso, se sentirá más despierto y con mayor capacidad de concentración.

CONSEJO

Revise periódicamente su técnica para caminar. Los brazos deben balancearse rítmicamente y las piernas deben dar pasos grandes. Haga un esfuerzo consciente por enderezar la columna; piense que su cabeza es un globo atado a la espina dorsal que flota sin esfuerzo alguno por encima del cuello.

DIETA

Mañana

1.

1/2 pomelo.

1 cuenco de cereal seco con 1/2 melocotón o plátano en rodajas.

1 tostada de pan integral.

Aperitivo 1: 1/2 melocotón o plátano, 1 galleta de trigo integral.

Aperitivo 2: 4 palitos de pan, 1 vaso de agua.

2.

1 naranja entera o en zumo.

1 cuenco de gachas de avena u otro cereal caliente.

3 albaricoques secos.

Aperitivo 1: 1 pomelo entero (pelado y partido en gajos).

Aperitivo 2: 1/2 panecillo tostado, preferiblemente solo; 1 vaso de leche semidesnatada.

Mediodía

1.

Atún con queso fundido*.

Macedonia de frutas frescas.

Aperitivo 1: 1 ración de yogur, preferiblemente sin endulzar.

Aperitivo 2: 1 puñado de pipas de girasol o uvas pasas (1/3 de taza aproximadamente).

2.

1 tazón de lentejas o sopa de champiñones y cebada.

4-5 palitos de pan.

1 pera fresca, un trozo pequeño de queso Brie o Camembert.

Aperitivo 1: 5 tiras de pimiento crudo, rojo o verde; 3 cogollos de brécol.

Aperitivo 2: zumo de manzana, 2 galletas de pan de jengibre* o barquillos de jengibre.

Noche

1.

Gambas y vieiras picantes a la parrilla*.

Arroz integral o arroz salvaje.

Ensalada de lechuga romana y manzana*.
Bizcocho de ángeles* o 1 ración de yogur de limón.
Aperitivo 1: galleta integral con la salsa baja en calorías* de su elección.
Aperitivo 2: 6 palitos de zanahoria.

2.
Pechugas de pollo con ajo gigante*.
1 batata asada con una cucharada de yogur.
Espinacas al vapor.
Naranja fresca en rodajas finas, rociadas con Grand Marnier u otro licor de naranja (optativo).
Aperitivo 1: 1 ración de yogur, preferiblemente sin endulzar.
Aperitivo 2: 1 mandarina.

SEMANA FINAL: DEJAR DE FUMAR. MARTES

Actitud

1. Empiece el día con veinte minutos de meditación.
2. Utilice las técnicas de respiración para dominar la mayor parte de los impulsos de fumar. Utilice el Plan de Supervivencia de quince minutos si puede hacer una corta pausa para ejercitarse.
3. No se olvide de llevar su talismán. Aférrese a él en las reuniones y otras situaciones de tensión.

4. Descargue su ira y su frustración gritando a pleno pulmón (pero no le grite *a* nadie). Desfóguese en algún lugar solitario para que la gente no crea que le están matando.
5. Escriba en el diario: «No voy a fumar durante las próximas veinticuatro horas.»
6. Dese una recompensa: vaya a bailar o encienda la radio y baile al son de su canción preferida. Bailar es divertido y dar tantos saltos por ahí le ayudará a sentirse mejor.

EJERCICIO

Camine treinta y cinco minutos.

CONSEJO

¿Se siente deprimido tras haber dejado de fumar? Es posible que se sienta especialmente desanimado en este momento si no observa signos visibles de mejoría en su forma física tras todas estas semanas de ejercicio. Por desgracia, la mayor parte de los cambios físicos producidos por el ejercicio —pérdida de peso, mejoría del tono corporal, endurecimiento de los músculos, flexibilidad— tardan por lo general un par de meses en ser perceptibles. No desespere; cómprese un par de pantalones cortos para caminar que le favorezcan o una camiseta de algún color vivo. Cada vez que se la ponga, acuérdese de que caminar está mejorando su salud y ayudándole a abandonar el hábito de fumar.

Mañana

1.

1/2 melón cantalupo.
1 huevo escalfado.
1 tostada de pan integral.
Aperitivo 1: 1 mandarina.
Aperitivo 2: 1 puñado (1/2 taza aproximadamente) de cereales secos.

2.

1 mandarina.
1 cuenco de cereal seco con 1/2 plátano o fresas frescas.
1 tostada de pan integral.
Aperitivo 1: 1/2 plátano o 3-4 fresas frescas.
Aperitivo 2: 1 torta de arroz hinchado, zumo de naranja.

Mediodía

1.

1 cuenco de sopa de almejas.
2-4 galletas integrales o tortas de arroz hinchado.
Ensalada verde mixta con vinagreta*.
Manzana asada.
Aperitivo 1: 1 vaso de zumo de uva.
Aperitivo 2: 5 palitos de zanahoria, 4-5 cogollos de brécol, la salsa baja en calorías* de su elección.

2.

Ensalada de pollo* con guarnición de lechuga, tomate y pepino.
1 pera o 1 melocotón fresco.

Aperitivo 1: 3 albaricoques secos, 1 torta de arroz hinchado.
Aperitivo 2: 1 manzana.

Noche

1.
1 tazón de sopa de brécol* servida fría.
85-150 gramos de pechugas de pollo a la parrilla.
Pastel de berenjenas*.
Yogur helado de vainilla (1/2 taza como máximo, o la mitad aproximadamente de un envase de 150 mililitros).
2 galletas de pan de jengibre* o barquillos de jengibre.
Aperitivo 1: 6 rebanadas de pepino crudo.
Aperitivo 2: zumo de manzana.

2.
Salmón al horno con alcaparras*.
Patatas nuevas asadas con ajo y romero*.
Judías verdes al vapor.
Rodajas de sandía o melón de la estación.
Aperitivo 1: 4 palitos de pan.
Aperitivo 2: 1 puñado de pipas de girasol (1/3 de taza aproximadamente).

CONSEJO

El diecinueve por ciento de las calorías de las pechugas de pollo sin piel proceden de la grasa. Las calorías de los muslos de pollo sin piel proceden en un cuarenta y siete por ciento de su grasa.

CONSEJO

Las cenas ligeras le mantienen ligero. Tomar comidas pesadas al final del día, cuando se es menos activo, reduce la velocidad del metabolismo y produce aumentos de peso.

SEMANA FINAL: DEJAR DE FUMAR. MIERCOLES

ACTITUD

1. Empiece el día con veinte minutos de meditación.
2. Visualice una situación en la que haya otras personas fumando. Haga mentalmente la distinción entre *esas* personas que fuman y *usted*, que no fuma. Vea cómo fuman sin que usted sienta deseos de fumar.
3. Escriba una lista de pros y contras del hábito de fumar. Compárela con su lista inicial.
4. Escriba en el diario: «No voy a fumar durante las próximas veinticuatro horas.»
5. Anote sus sentimientos y síntomas en el diario. ¿Cómo se sintió hoy al ver fumar a otra persona? ¿Se lo tomó a mal o deseó poder imitarle? ¿Ha contribuido el ejercicio de visualización a alterar de algún modo su manera de pensar?
6. Dese una recompensa: ¡RIASE! El libro *Anatomy of an illness* («Anatomía de una enfer-

medad»), de Norman Cousin, hizo que todos cobráramos conciencia del hecho de que la risa es curativa. Parece lógico: la risa es el alivio de la tensión. De manera que durante esta semana ríase todo lo que pueda. Si no encuentra nada que le parezca particularmente divertido, alquile una vieja película de Laurel y Hardy o de Charlie Chaplin. Cómprese un libro de chistes.

EJERCICIO

Camine treinta y cinco minutos.

CONSEJO

¿Necesita un poco de inspiración humorística para hoy? Escuche las palabras de Bill Cosby, quien, a pesar de su mediana edad, sigue haciendo ejercicio tanto para controlar su peso como por placer. Bill afirma: «Hace nada cumplí cincuenta años, que representa poco para un árbol, la mitad de la vida para un elefante y decidida antigüedad para un corredor del cuarto de milla, cuyo hijo le dice: "Papá, no puedo seguir corriendo el cuarto de milla contigo si no me llevo algo para leer."» Tomado de *Runner's World* («El mundo del atletismo»).

CONSEJO

Tenga cuidado con las quemaduras del sol y las calenturas en los labios. Proteja sus labios con un producto que contenga filtro solar.

Mañana

1.
1/2 pomelo.
1 panecillo tostado con una loncha fina de *mozarella* o requesón.
Aperitivo 1: 1 manzana.
Aperitivo 2: 1 torta de arroz hinchado, un puñado de uvas pasas.

2.
1/2 melón cantalupo o de otra clase.
1 panecillo de salvado grande o 2 pequeños, preferiblemente panecillos de salvado y arándanos*.
Aperitivo 1: un puñado de pipas de girasol.
Aperitivo 2: zumo de verduras o de tomate o de pomelo, 4 palitos de pan.

Mediodía

1.
Espaguetis aliñados con aceite de oliva, ajo y parmesano.
Ensalada de espinacas crudas con vinagreta*.
1 taza de compota de ciruelas o higos.
Aperitivo 1: 1/2 melón cantalupo.
Aperitivo 2: zumo de manzana, un puñado de pipas de girasol (1/3 de taza aproximadamente).

2.
Ensalada de pollo asado*.
1 cuenco de arándanos frescos o 1 kiwi en rodajas.

Aperitivo 1: zumo de pomelo.
Aperitivo 2: el batido* de su elección.

Noche

1.
Pez espada con salsa de endibias*.
Espinacas al vapor rociadas con 1 cucharada sopera de parmesano.
Arroz salvaje o arroz integral.
1 rebanada de bizcocho de ángeles* con rodajas de melocotones frescos.
Aperitivo 1: 4 tomates enanos.
Aperitivo 2: 1/2 vaso de leche semidesnatada.

2.
Gazpacho*.
Galletas integrales con la salsa baja en calorías* de su elección.
1 taza de bayas frescas con yogur de vainilla.
Yogur de limón.
Aperitivo 1: un puñado de uvas pasas (1/3 de taza aproximadamente).
Aperitivo 2: 4 palitos de pan.

SEMANA FINAL: DEJAR DE FUMAR. JUEVES

Actitud

1. Empiece el día con veinte minutos de meditación.

2. Repase sus fichas y haga una anotación para evitar las personas y lugares que tenía usted asociados al tabaco. Como hemos dicho antes, gran parte del impulso de fumar se debe a la asociación de ideas. Mira usted a Ted y lo único que se le viene a la cabeza es cerveza, fútbol y cigarrillos. Durante un par de semanas manténgase apartado de Ted, manténgase apartado del fútbol, y ya sabe de qué más.
3. Consulte su lista de síntomas de abstinencia. Tache aquellos que ya ha dejado de padecer. ¡Enhorabuena! Ha superado usted las peores consecuencias de su adicción y está vivo para contarlo.
4. Dese una recompensa: cómprese una prenda que le favorezca. ¡Algo que no le gustaría nada que se le quedara pequeño!
5. Escriba en el diario: «No voy a fumar durante las próximas veinticuatro horas.»

EJERCICIO

Camine treinta y cinco minutos.

CONSEJO

Acuérdese de beber mucha agua cuando haga ejercicio con tiempo caluroso. No espere a sentir sed para beber un trago. Para entonces es posible que ya no pueda remediar la pérdida de fluidos.

Mañana

1.

1 naranja (entera o el zumo recién exprimido).
1 cuenco de cereales secos con melocotón o plátano fresco.
1 tostada de pan integral.
Aperitivo 1: zumo de pomelo, 4 palitos de pan.
Aperitivo 2: 8 palitos de zanahoria.

2.

1 huevo escalfado sobre 1/2 panecillo.
1 cuenco de macedonia de frutas frescas.
Aperitivo 1: 1/2 panecillo con requesón o mantequilla de cacahuetes.
Aperitivo 2: 1 mandarina.

CONSEJO

¿Ha olvidado traerse algo que picar de casa? Encuentre un distribuidor automático que tenga fruta fresca o zumos de frutas. Compre fruta seca. Evite los frutos secos; por lo general son nutritivos, pero también presentan un alto contenido en calorías.

Mediodía

1.

85-150 gramos de lenguado o gallo a la plancha.

1 patata pequeña asada, sazonada con perejil o eneldo triturado.
Espinacas al vapor con zumo de limón.
Yogur helado de vainilla (1/2 taza como máximo).
Aperitivo 1: 1 rodaja de col cruda.
Aperitivo 2: 1 torta de arroz hinchado.

2.
1 *sandwich* de pavo con pan integral, lechuga y rodajas de tomate.
Ensalada de col*.
1 manzana.
Aperitivo 1: 5-6 cogollos de brécol o coliflor.
Aperitivo 2: zumo de verduras o de tomate.

Noche

1.
Pasteles de garbanzos con salsa de tomate casera*.
Calabacines al vapor.
Macedonia de fruta fresca.
Aperitivo 1: 5-6 cogollos de brécol o 1 rodaja de col.
Aperitivo 2: 1 vaso de «spritzer» de zumo de uva (zumo de uva con un chorro de agua de Seltz).

2.
Mejillones al vapor con vino blanco*.
Ensalada verde mixta, aceite y vinagre.
1 manzana asada.
Aperitivo 1: 1 vaso de zumo de manzana.
Aperitivo 2: 4 palitos de pan.

SEMANA FINAL: DEJAR DE FUMAR. VIERNES

ACTITUD

1. Hoy debería usted sentirse casi el mismo de siempre. ¡CELEBRELO: HA TRIUNFADO! Haga planes para celebrar sus primeras semanas sin fumar con una fiesta. Prográmela para dentro de tres semanas. Dígaselo a todos sus amigos y familiares para que puedan felicitarle por haber dejado de fumar.
2. Empiece el día con veinte minutos de meditación.
3. Pase más tiempo al aire libre. Las respiraciones profundas de aire fresco aceleran el flujo de oxígeno al cerebro.
4. Cante en voz alta para animarse cuando sienta un deseo apremiante de fumar.
5. Escriba en el diario: «No voy a fumar durante las próximas veinticuatro horas.» Mantenga este sistema de día a día por lo menos durante un mes más. Le ayudará a evitar el exceso de confianza, que podría llevarle a reincidir.

EJERCICIO

Tómese el día libre; se lo ha ganado.

CONSEJO

Este es un buen momento para apuntarse a un club para caminar. Existen muchas organizaciones que patrocinan cursillos semanales para caminar, carreras, paseos en grupo y otras actividades similares. Para conseguir información sobre los clubs de su localidad consulte en la oficina local del YMCA (Young Men's Christian Association), el club de corredores o el redactor deportivo del periódico local.

CONSEJO

¿Tiene prevista alguna reunión con amigos o familiares en un futuro próximo? Proponga una excursión en grupo o un paseo como una de las actividades del día.

CONSEJO

La Asociación Americana del Aparato Respiratorio aconseja aprender algo nuevo en sustitución del hábito de fumar. Proponen, por ejemplo, clases de kárate o de baile. Otras posibilidades son clases de esgrima, equitación, submarinismo con escafandra... ¡deje volar la imaginación! Este es un momento excelente para comenzar alguna actividad que le mantenga en forma, le resulte agradable y le proporcione aún más razones para no fumar.

Mañana

1.

1/2 melón cantalupo.
2 rebanadas de bacon de lomo de cerdo.
1 huevo revuelto.
1 tostada de pan integral.
Aperitivo 1: un racimo pequeño de uvas.
Aperitivo 2: zumo de verduras, de tomate o de manzana.

2.

1/2 pomelo.
1 cuenco de yogur, preferiblemente sin endulzar.
1/2 panecillo grande de salvado o 1 pequeño, preferiblemente panecillos de salvado y arándanos*.
Aperitivo 1: 1/2 pomelo.
Aperitivo 2: 6 albaricoques secos, 1/2 panecillo de salvado.

Mediodía

1.

Sandwich de ensalada de pollo* con pan de centeno, lechuga y tomate.
1 mandarina.
Aperitivo 1: 2 galletas de pan de jengibre* o barquillos de jengibre.
Aperitivo 2: 1 ración de yogur, preferiblemente sin endulzar.

2.

1 taza de sopa de guisantes pelados.

1 taza de macedonia de frutas frescas con queso fresco.
2-4 galletas integrales o tortas de arroz hinchado.
Aperitivo 1: 8 palitos de zanahoria.
Aperitivo 2: zumo de uva, un puñado de uvas pasas (1/3 de taza aproximadamente).

Noche

1.
Gambas y vieiras picantes a la parrilla*.
1 o 2 tazas de conchas de pasta aderezadas con aceite de oliva y queso parmesano.
Ensalada verde mixta, aceite y vinagre.
Soufflé frío de café o melocotones hervidos en vino tinto y miel*.
Aperitivo 1: galleta integral con requesón.
Aperitivo 2: 1 mandarina.

2.
Filetes de pescado con migas de pan de ajo*.
Judías blancas tiernas con ajo*.
Ensalada de 1 tomate y 1 cebolla en rodajas con aliño de aceite y vinagre.
Verduras crudas de su elección sin límite de cantidad con una salsa baja en calorías*.
1/2 papaya.
Aperitivo 1: 1 torta de arroz hinchado.
Aperitivo 2: 1 manzana.

Si suspira usted por un cigarrillo después de la cena, convénzase para no fumarlo repitiendo el pequeño poema escrito hace unos cien años por Benjamin Waterhouse:

El tabaco es un sucio hierbajo
que en verdad procede del diablo,
vacía tu bolsillo, quema tus ropas,
y en chimenea transforma tu nariz.

¡Lo ha conseguido! ¡Ha cumplido con su compromiso de DEJAR DE FUMAR!

7. MANTENIMIENTO

OBJETIVOS EN CUANTO A LA ACTITUD

Enhorabuena. Ha sobrevivido usted a su primera semana sin fumar. Probablemente esté fatigado y maltrecho tras la batalla y se sienta tentado de dejar escapar un gran suspiro de alivio. No se relaje todavía.

A estas alturas muchos —la mayor parte, en realidad— de los síntomas de abstinencia habrán disminuido o desaparecido por completo. Pero los viejos hábitos son duros de pelar, y es precisamente cuando uno se siente más seguro cuando corre más peligro de reincidir.

Le quedan al menos otros tres meses antes de que las probabilidades empiecen a ponerse a su favor. Con esta advertencia no queremos deprimirle, sino simplemente mantenerle alerta.

Guarde luto durante un tiempo

Tras la euforia inicial por haber conseguido dejar de fumar puede que le abrume una sensación de increíble soledad. Después de todo, acaba usted de renunciar a un amigo que probablemente le haya acompañado durante la mayor parte de su vida adulta. El amigo que le consolaba en los momentos difíciles y que le felicitaba en los momentos de éxito. No es de extrañar que se sienta un poco perdido sin la compañía de este «amigo». Está usted de luto en un sentido muy real.

Estos sentimientos son a veces los más difíciles de reconocer. No permita que le abrumen; manténgase ocupado. Volverá a sentirse optimista una vez que su cerebro se haya convencido de que no puede engañarle, embaucarle, para que usted le proporcione más drogas letales. La depresión que siente durante la abstinencia es en gran parte químicamente inducida. Su adicción está jugando con sus emociones para conseguir una «dosis» de nicotina.

Si va usted a una fiesta y se da cuenta de repente de que está fumando, no significa que haya «fracasado». Ha tenido un tropezón provocado por una determinada combinación de estímulos ambientales y sociales. Podríamos llamarlo el Triángulo de las Bermudas de los ex fumadores, el misterioso campo de fuerzas que vuelve a absorber al sesenta por ciento de los ex fumadores durante el primer año de abstinencia.

No permita que una caída se convierta en una recaída

En el momento mismo en que enciende un cigarrillo después de un periodo de abstinencia pone usted en marcha una reacción en cadena que se desarrolla del siguiente modo: la nicotina inhalada le produce una «subida» mayor porque lleva usted algún tiempo sin fumar. No se trata de una ilusión. Su cuerpo, que ya no está acostumbrado a recibir regularmente su dosis de nicotina, reacciona con una oleada de gratitud que se parece mucho a sus primeras experiencias placenteras con el tabaco: un inmediato y enorme alivio de la ansiedad. Sin embargo, en cuanto vuelva usted a fumar con regularidad, su viejo nivel de tolerancia alcanzará rápidamente el punto en que lo dejó. Una vez más los cigarrillos estarán produciendo ansiedad en lugar de aliviarla. De manera que no deje que un desliz se convierta en la excusa para volver a fumar.

Recuerde: un cigarrillo —*una calada*— y volverá a ser un adicto. Aunque esté *convencido* de que puede controlar perfectamente los cigarrillos de las «ocasiones especiales», no es así. Si esto le parece duro, ¿no cree que es mejor pecar por exceso de precaución? ¡Sería muy triste ver cómo todos sus esfuerzos se desvanecen en una bocanada de humo!

¿Quién reincide?

Según el Departamento de Salud y Servicios Humanos de los Estados Unidos, corre usted peligro de reincidir si:

- — le resulta muy difícil dominar el estrés;
- — no reconoce ni se enfrenta a los disparadores que excitan las ansias de fumar;
- — no ha cambiado usted su opinión sobre el tabaco o sobre usted mismo, por lo que sigue considerándose incapaz de dejar de fumar;
- — no recibe usted el apoyo adecuado de las personas que le rodean.

Si ha seguido usted cuidadosamente el programa de *Cómo dejar de fumar y no engordar*, se encuentra en muy buenas condiciones para enfrentarse a todos estos escollos que pueden provocar recaídas.

¿Cuál es la causa de la reincidencia?

Cuanto más se aleje en el tiempo del trauma de dejar de fumar más tendencia mostrará a bajar la guardia por exceso de confianza. Todos los problemas que antes remediaba a base de cigarrillos no han desaparecido de su vida sólo porque haya dejado de fumar. Su mejor defensa es armarse de antemano de otros métodos para hacer frente a los problemas. No se deje tomar por sorpresa. Aquí tiene una lista de factores que «disparan» las recaídas:

Ha tenido usted una pelea con su pareja

El o ella se ha mostrado mezquino y desagradable y usted quiere fumarse un cigarrillo por puro despecho. Dé una vuelta a la manzana, golpee un almohadón, respire profundamente diez veces, discuta el problema. Mañana ya se habrán dado un beso y se habrán reconciliado. Pero si enciende un cigarrillo tendrá que volver a pasar por todo el proceso de dejar de fumar.

Está usted bebiendo en una fiesta y se encuentra con un cigarrillo en la mano

Que no cunda el pánico. Apáguelo tranquilamente y propóngase estar especialmente alerta cuando participe en actividades sociales.

Como sabe, el alcohol mina su resolución. No se ponga a prueba hasta que se sienta preparado. No baje la guardia en ningún momento.

Vive usted con un fumador

Encantado de su éxito, es posible que experimente la reacción del ex fumador, un fenómeno muy frecuente que no adopta la forma que cabría esperar. En lugar de sentir compasión por sus antiguos compañeros de hábito, les guarda rencor. De repente, no puede soportar el espectáculo de un cenicero sucio o el olor del humo en la ropa de la persona amada.

Se siente usted superior a los «pobres tontos» que siguen esclavizados. Usted lo ha superado, ¿por qué no pueden ellos hacer lo mismo? ¿Se acuerda de lo que viene después del orgullo? No se arriesgue a sufrir una caída [8]. El duro camino para abandonar el tabaco está sembrado de pequeños campos de minas de exceso de confianza. Usted *cree* que ha podido con ello. Usted *cree* que una calada del cigarrillo de un amigo no tiene nada de malo. Esta clase de ideas resulta especialmente peligrosa si el amigo que fuma vive con usted, porque usted se pasa el día oliendo el tabaco y viendo los bártulos de fumar a su alrededor.

Su recién estrenada hostilidad no es más que un ligero disfraz que oculta una nostalgia desesperada. Pídale a su amigo que fume en otra parte. Elija una habitación de la casa para convertirla en una zona de no fumadores que le sirva de refugio.

---

[8] Referencia al refrán «el orgullo viene antes de la caída». (*N. de la T.*)

Está usted comiendo con algunas personas que fuman

Después de una comida, el verles encender un cigarrillo y el olor del humo pueden ser un incentivo poderoso para hacerle fumar. Discúlpese cuando haya terminado de comer. Vaya a lavarse los dientes. No vuelva hasta que hayan dejado de fumar.

El estrés

Un artículo publicado en el *Journal of Consulting and Clinical Psychology* («Boletín de psicología clínica y de asesoramiento») publicado en diciembre de 1985 menciona el estrés como la causa más importante del fracaso en los intentos de dejar de fumar. El artículo afirma también que las personas que consiguen dejar de fumar «utilizan más estrategias de autocompensación y declaraciones positivas sobre sus capacidades que los sujetos que no tienen éxito».

De manera que continúe recompensándose y escriba notas alentadoras dirigidas a usted en su diario. Si siente que su resolución se tambalea, renueve su compromiso escribiendo: «No voy a fumar durante las próximas veinticuatro horas.» Hágalo todos los días si es necesario.

Una de las primeras cosas que tiene que hacer si se da cuenta de que está empezando a perder el control de la situación es hablar del problema con algún amigo. No tema confesarle sus dificultades a otra persona. Hágale entender que estará más que dispuesto a escuchar sus cuitas a cambio. ¿No le dijo nunca su abuelita que un problema compartido es medio problema?

Se siente usted aburrido, ansioso y deprimido

La gente se aburre y se deprime cuando se siente impotente ante una situación. La depresión no se cura absorbiéndola con el humo de los cigarrillos, sino llevando a cabo acciones positivas para cambiar la situación que le está deprimiendo. *Lo contrario de la ansiedad no es la tranquilidad; es la comprensión de la capacidad para controlar nuestra vida.*

El tabaco sólo le proporcionaba una sensación *ilusoria* de control. En realidad, fumar le hacía depender totalmente de los cigarrillos y dejarse controlar por ellos. Usted renunciaba a su autocontrol a cambio de un alivio inmediato de la ansiedad. Sin los cigarrillos, es usted quien controla verdaderamente la situación. Todo lo que tiene que hacer ahora es dominar eficazmente la ansiedad. No tiene que librarse de ella por completo; un poco de ansiedad es señal de que está usted vivo. Limítese a dominarla.

El programa de *Cómo dejar de fumar y no engordar* le ha proporcionado varios métodos concretos para dominar el estrés: la relajación, la respiración profunda, la meditación, el ejercicio y la dieta. Todas estas técnicas le ayudarán a *disfrutar* de la vida sin fumar.

OBJETIVOS DEL EJERCICIO

Cada vez son más los profesionales y expertos en salud y forma física que recomiendan caminar como el mejor método de ejercicio para personas de todas las edades. Como hemos dicho antes, caminar con energía y sin detenerse es una manera eficaz e inofensiva de mantenerse en forma, mejorar la salud del sistema cardiovascular y controlar el peso. Si sigue usted adelante con el programa de caminatas que comenzó al dejar de fumar, no sólo se sentirá mejor y tendrá mejor aspecto que antes sino que hay menos probabilidades de que sienta deseos de fumar. Un cuerpo sano es más agradable que un cuerpo adicto a la nicotina. Para mantener un nivel saludable de buen funcionamiento cardiovascular y fuerza muscular es necesario caminar un mínimo de treinta minutos diarios, al menos tres días a la semana.

Otras formas de caminar

Si está usted en bastante buena forma y se siente impaciente por practicar un ejercicio vigoroso que queme más calorías que el simple caminar, puede intentar algunas de las formas más atléticas de este deporte.

Caminatas para mantenerse en forma

Se trata simplemente de caminar a buen paso exagerando el balanceo de los brazos. Mantenga un paso rápido, balancee los brazos con determinación y avance a pasos largos con los hombros relajados y la cabeza alta. Adopte un ritmo enérgico y regular durante treinta minutos como mínimo.

Marcha

Este deporte olímpico está ganando popularidad entre personas de todas las edades. Esta «extraña» manera de caminar balanceando los brazos es divertida y, a diferencia del *jogging* o de la caminata normal, presenta la ventaja de fortalecer la parte superior del cuerpo además de la inferior. En su biblioteca local encontrará libros sobre la marcha, y muchas centros sociales ofrecen cursillos de instrucción gratuitos. Con estas sencillas instrucciones puede usted intentarlo por su cuenta: dé un paso apoyándose en el talón del pie izquierdo, manteniendo la pierna izquierda recta. Lleve hacia adelante la pierna derecha, manteniéndola estirada, y pise apoyando primero el talón. Mantenga los brazos ligeramente doblados y próximos a los costados. Mueva enérgicamente los brazos al avanzar. Imagínese que sus piernas son dos palos que le arrastran hacia adelante. Al principio resulta un poco extraño, pero con la práctica llegará a establecer un ritmo cómodo. Recuerde que no debe doblar nunca la rodilla de la pierna que avanza. No balancee las caderas deliberadamente de un lado a otro como parecen hacer muchos corredores de marcha; este movimiento se produce de manera natural a medida que empieza a cogerle el truco y a avanzar con mayor rapidez.

«Al mover los brazos como un esprinter se puede avanzar más rápidamente, lo que eleva la frecuencia cardiaca más que la manera normal de caminar», explica Howard Jacobson, presidente del Club de Marcha de América. La marcha pone en juego más músculos y quema más calorías que el *jogging*, y presenta menos riesgos de lesiones.

El triatlón

El triatlón —dedicación a varios deportes distintos en lugar de atenerse a una sola actividad— se ha popularizado entre los expertos en salud. Aunque originalmente adoptó la forma de un maratón de resistencia en el que los competidores disputaban arduas carreras en bicicleta, a pie y nadando, la idea de combinar diferentes actividades está siendo adoptada en la actualidad por personas de todos los niveles de forma física, edad y capacidad. Puede usted beneficiarse de esta estrategia combinando actividades de muchas maneras diferentes:

1. Añada otro ejercicio a su programa actual; por ejemplo, camine por la mañana y juegue al tenis en otro momento del día, después del trabajo. O hágase socio de un gimnasio y practique en la bicicleta fija veinte minutos, nade veinte minutos y entrénese con ayuda de las máquinas durante otros veinte minutos. Aumentar el tiempo dedicado al ejercicio le ayudará a evitar aumentos de peso.
2. Practique los diferentes deportes en días alternos. Quizás quiera seguir con el programa de caminatas pero le resulta tedioso salir día tras día a hacer la misma cosa. Si se siente en forma en este momento, empiece a jugar a las palas o al *squash*. Hágase socio de un club del YMCA o de un gimnasio con piscina. Apúntese a una clase de baile. Luego elabore un programa que sea viable. Por ejemplo, podría caminar treinta minutos en dirección al trabajo los lunes y miércoles por la mañana, jugar a la pelota los martes y jueves por la tarde y acudir a una clase de baile los viernes. A esto podría añadir un rato de golf (¡sin carrito!) o de tenis durante el fin de semana. Lo importante es fijarse un plan y atenerse a él. Para muchas personas el hecho

de pagar por ser miembros de un gimnasio o por lecciones de algún deporte resulta un fuerte incentivo económico para mantenerse activas.

El planteamiento del triatlón presenta claras ventajas:

Variedad

Variar el programa de ejercicios es una buena manera de evitar el aburrimiento. Mantener vivo el interés le ayuda a seguir con el programa.

Ejercita más músculos

Una serie de actividades variadas ejercita más músculos que la práctica de un solo deporte. El *jogging*, por ejemplo, hace trabajar sobre todo a determinados músculos de la pierna y el tobillo, y no ejercita prácticamente nada la parte superior del cuerpo. Pero si además nada un par de días a la semana, los músculos del pecho y de los brazos también se fortalecerán y moldearán. O alterne una clase de baile aeróbico (preferiblemente de bajo impacto) con un programa de caminatas para quemar calorías y ejercitar de manera eficaz la mayor parte de los músculos.

Menos lesiones

Las actividades centradas en un solo deporte ejercen un continuo desgaste y desgarro de los mismos músculos día tras día. Variar el ejercicio da a los grupos específicos de músculos la oportunidad de recuperarse. Recuerde que antes de empezar cualquier nuevo programa de ejercicios debe consultar a su médico.

Ejercicio aeróbico

El ejercicio aeróbico es el que mantiene un nivel de actividad el tiempo suficiente y con la intensidad necesaria para permitir que el oxígeno se transforme en energía. El proceso es el siguiente: cuando el oxígeno inhalado en la respiración se combina con las sustancias alimenticias almacenadas llamadas glucógenos, se produce energía. Los alimentos almacenados se consumen durante el proceso. Si el periodo de actividad es demasiado breve o demasiado lento para que el oxígeno pueda ser utilizado de este modo, el ejercicio se llama anaeróbico, que significa «sin oxígeno». El ejercicio en el que se producen continuas pausas —por ejemplo, los bolos, los ejercicios calisténicos, el golf y el tenis— es por lo general anaeróbico. El *jogging*, caminar a paso vivo y continuo, el ciclismo y otras actividades que propician la aceleración de la frecuencia cardiaca y el *mantenimiento* de esta aceleración durante un periodo prolongado de tiempo son ejercicios aeróbicos.

Tanto el ejercicio aeróbico como el anaeróbico tienen su importancia; los dos deben practicarse para conseguir una óptima forma física; los dos tienen la capacidad de quemar calorías.

El ejercicio anaeróbico es particularmente adecuado para fortalecer los músculos y desarrollar la coordinación y la flexibilidad. El ejercicio aeróbico no sólo hace trabajar los músculos, sino que también fortalece el sistema cardiovascular. El ejercicio aeróbico presenta además otras ventajas:

— Reduce el nivel de lípidos en la sangre, eliminando así las grasas de la corriente sanguínea y llevándolas a los músculos, donde se utilizan para producir energía.

— Aumenta la capacidad de transporte de oxígeno de la corriente sanguínea.

— Permite al cuerpo quemar más calorías (y, según estudios recientes, éste continúa quemando calorías a una velocidad acelerada durante varias horas después de terminado el ejercicio).

¿Cuándo resulta seguro empezar a practicar ejercicio aeróbico?

Las paredes de las arterias coronarias están empezando a recuperarse ahora que ha dejado de fumar, pero el proceso puede ser muy lento. Por desgracia, no existe un modo de determinar el alcance del daño que pudo haber sufrido su corazón cuando fumaba. Si era usted un fumador ligero, su salud es buena y tiene menos de cuarenta años, probablemente resulte seguro empezar a practicar ejercicios aeróbicos más vigorosos después de unos pocos meses sin fumar. Consulte a su médico antes de empezar un programa aeróbico.

Los ex fumadores mayores de cuarenta años que no disfruten de una salud perfecta o que fumaran mucho no deben iniciar un programa de ejercicio aeróbico sin consultar antes con su médico. El corazón necesita desde un mínimo de un año hasta un máximo de cinco años para recuperarse lo bastante para soportar sin riesgos el ejercicio aeróbico vigoroso.

Cómo alcanzar el nivel aeróbico

La forma más lógica de saber si su sistema cardiovascular se está beneficiando del ejercicio que practica es ser consciente de cómo se siente al hacerlo. Si se fuerza usted un poco, suda un poco y mantiene un nivel de actividad bastante estable durante treinta minutos al menos, está usted entrenándose bien.

Si quiere saber exactamente la intensidad de su entrenamiento, se ha desarrollado una fórmula estándar para determinar los niveles aeróbicos.

— Reste su edad de doscientos veinte; ésta es la velocidad máxima de su frecuencia cardiaca.
— Calcule entre el sesenta y el sesenta y cinco por ciento de esta frecuencia; su *zona ideal* cuando hace ejercicio es la comprendida entre estas dos cifras.
— Tómese el pulso unos cinco minutos después de haber empezado a entrenarse. Para ello sitúe los dedos índice y corazón sobre la cara interior de la muñeca o el codo, o sobre la gran vena situada a un lado del cuello (apriete suavemente en esta zona para no entorpecer la circulación en las arterias carótidas). Cuente los latidos durante un minuto.

Por ejemplo, si tiene usted cuarenta años, al restar cuarenta de doscientos veinte obtiene una frecuencia cardiaca máxima de ciento ochenta. El sesenta y el sesenta y cinco por ciento de ciento ochenta son ciento ocho y ciento treinta y cinco pulsaciones por minuto, respectivamente. Este debería ser su pulso después de cinco minutos de ejercicio aeróbico. Si es más rápido, está usted forzando su frecuencia cardiaca más allá de la zona de seguridad: *modere el ritmo.* Si su pulso está por debajo de la zona ideal, fuércese un poco más para disfrutar de los beneficios del ejercicio aeróbico.

ADVERTENCIA: EL EJERCICIO PUEDE SER EXCESIVO

Una palabra de advertencia: algunos ex fumadores canalizan su antigua compulsión de fumar transformándose en fanáticos del ejercicio. A medida que aumenta el número de personas que hacen ejercicio para adelgazar, se ha ido imponiendo la adicción compulsiva a la *delgadez.* Algunos entrenadores profesionales informan de que en los últimos tiempos han visto a hombres y mujeres anoréxicos haciendo ejercicio. Bob Sevene, consejero del equipo Nike Boston, llama «palillos de dientes con buenos pulmones» a estas personas que utilizan el ejercicio para mantener su peso por debajo de lo normal. No se suba al carro de la obsesión nacional por el peso. Fíjese objetivos realistas en cuanto a su peso y utilice el ejercicio para mantenerlos.

OBJETIVOS DE LA DIETA

El programa de *Cómo dejar de fumar y no engordar* prueba que la dieta y el ejercicio pueden funcionar en colaboración, manteniendo el metabolismo lo bastante alto como para evitar el aumento de peso producido por el abandono del tabaco. Si continúa usted observando los principios dietéticos desarrollados en el periodo de entrenamiento —una dieta baja en grasas y en azúcar y rica en fibra e hidratos de carbono complejos— tiene muchas probabilidades de no engordar ahora que ha superado el periodo más crítico del proceso de dejar de fumar.

¿Y si *ha engordado* usted durante las últimas cuatro semanas? Si está preocupado por haber engordado un poco a pesar de haber seguido el programa de ejercicios y la dieta, es posible que ahora tenga que considerar más detenidamente sus hábitos alimenticios. Pero primero observe cuidadosamente su peso para asegurarse de que realmente ha ganado unos kilos de más.

Sígale la pista a su peso

Vuelva a consultar las anotaciones que realizó durante la primera semana del periodo de entrenamiento. A continuación pésese; acuérdese de hacerlo a la misma hora del día y vestido del mismo modo. Si la diferencia de peso es de un kilo y medio o dos kilos, no se preocupe. Recuerde que el peso medio de una persona sana puede variar en un par de kilos de un día a otro, dependiendo de factores como las fluctuaciones hormonales y la retención de líquidos.

Si pesa usted dos o más kilos por encima de su peso medio en esa primera semana, puede que quiera corregir la situación de inmediato. La manera de hacerlo es, en primer lugar, analizar las causas que han provocado ese aumento de peso.

¿Cuánto debería pesar?

Las opiniones de los expertos varían en cuanto a cuál es el peso ideal para los adultos sanos. La compañía de seguros Metropolitan Life ha elaborado unos índices, aceptados por la mayoría de los profesionales de la salud, pero algunos consideran que peca un poco por exceso. A otros les preocupa el hecho de que estos índices no toman en consideración las diferencias individuales y el hecho de que el músculo pesa más que la grasa, de manera que las personas en buena forma con una masa muscular considerable pueden pesar más que las personas menos activas sin que esto suponga un problema de salud.

La balanza en realidad no puede medir con precisión el peso saludable. Prácticamente todo el mundo está de acuerdo en que medir la grasa corporal es más importante que medir el peso total. Existen fórmulas que se aplican pellizcando la piel para medir los centímetros de grasa existentes detrás del brazo o en el abdomen. Muchos especialistas en dietética y entrenadores deportivos utilizan un aparato llamado calibrador de los pliegues cutáneos para medir la cantidad de grasa bajo la piel. Algunos expertos en salud recomiendan que se midan la cintura, la parte superior de los brazos y las caderas y que se vigilen las fluctuaciones de estas medidas para controlar el peso y tamaño corporal más saludables.

Para hacerse una idea aproximada de los pesos y alturas medios, consulte los índices Metropolitan. Si quiere una valoración más precisa de cuál debería ser su peso, consulte a su médico.

Tablas de peso y altura Metropolitan

Todos los pesos se dan en kilos para los adultos de edades comprendidas entre los 25 y los 59 años. Los pesos y alturas para los hombres incluyen 2,2 kilos de peso adicional para la ropa y zapatos con tacones de 2,5 centímetros. Los pesos y alturas para las mujeres incluyen 1,4 kilos de peso adicional para la ropa y zapatos con tacones de 2,5 centímetros.

Hombres

Altura	*Constitución pequeña*	*Constitución mediana*	*Constitución grande*
158,2	58-60,7	59,4-64	62,5-68
160	59-61,7	60,3-64,8	63,5-69,4
162,5	59,8-62,5	61,2-65,7	64,4-70,7
165,1	60,7-63,5	62,1-67,1	65,3-72,5
167,6	61,6-64,4	63-68,4	66,2-74,3
170,2	62,5-65,7	64,4-69,8	67,5-76,2
172,7	63,5-67,1	65,7-71,2	68,9-78
175,5	64,4-68,4	67,1-72,5	70,3-79,8
177,8	65,3-69,8	68,4-73,9	71,6-81,6
180,3	66,2-71,2	69,8-75,2	73-83,4
182,8	67,5-72,5	71,2-77,1	74,3-85,2
185,4	68,9-74,3	72,5-78,9	76,2-87
188,6	70,3-76,2	74,3-80,7	78-89,3
190,5	71,6-78	75,7-82,5	79,8-91,6
193	73,4-79,8	77,5-84,8	82-93,8

Mujeres

Altura	*Constitución pequeña*	*Constitución mediana*	*Constitución grande*
147,3	46,2-50,3	49,4-54,8	53,5-59,4
150	46,7-51,2	50,3-55,7	57,3-60,7
152,4	47,1-52,1	51,2-57,1	55,3-62,1
155	48-53,5	52,1-58,5	56,7-63,5
157,5	48,9-54,8	53,5-59,8	58-64,8
160	50,3-56,2	54,8-61,2	59,4-66,6
162,5	51,7-57,6	56,2-62,5	60,7-68,4
165	53-58,9	57,6-63,9	62,1-70,3
167,6	54,4-60,3	58,9-65,3	63,5-72,1
170,2	55,7-61,6	60,3-66,6	64,8-73,9
172,7	57,1-63	61,6-68	66,2-75,7
175,2	58,5-64,4	63-69,4	67,5-77,1
177,8	59,8-65,7	64,4-70,7	68,9-78,4
180,3	61,2-67,1	65,7-72,1	70,3-79,8
182,8	62,5-68,4	67,1-73,4	71,6-81,2

Fuente: «1979 Build Study», Society of Actuaries and Association of Life Insurance Medical Directors of America, 1980, © 1983 Metropolitan Life Insurance Company.

Cómo determinar su constitución según el tamaño del codo

Para determinar su constitución, doble el antebrazo hacia arriba en un ángulo de noventa grados. Mantenga los dedos estirados y gire la cara interior de la muñeca hacia el cuerpo. Ponga el pulgar y el índice de la otra mano sobre los dos huesos que sobresalen a ambos lados del codo. Las medidas del codo que se dan más abajo son las correspondientes a hombres y mujeres de constitución media. Una medida menor que la indicada en la tabla indica que tiene usted una constitución pequeña, y una medida mayor indica una constitución grande.

Hombres		**Mujeres**	
Altura (con tacones de 2,5 cm)	*Anchura del codo (en cm)*	*Altura (con tacones de 2,5 cm)*	*Anchura del codo (en cm)*
157,5-160	6,3-7,3	147,3-150	5,7-6,3
162,5-170	6,6-7,3	152,4-160	5,7-6,3
172,7-180,3	6,9-7,6	162,5-170	6-6,6
182,8-190,5	6,9-7,9	172,7-180,3	6-6,6
193-	7,3-8,2	182,8-	6,3-6,9

Fuente: «National Health and Nutrition Survey, 1971-75», National Center for Health Statistics, © 1983 Metropolitan Life Insurance Company.

El goloso hiperactivo

Los estudios muestran que muchos ex fumadores experimentan un incremento del apetito por los dulces. Si sospecha que le está ocurriendo a usted, no tome postre durante los próximos diez días. Recurra a la fruta fresca para satisfacer su deseo de dulces. ¿Le apetece una chocolatina? Pruebe a tomarse en su lugar un vaso de zumo de manzana o un puñado de arándanos. Es posible que le sorprenda comprobar hasta qué punto el azúcar natural de la fruta puede satisfacer esa ansia de tomar algo dulce. Si su peso empieza a descender al cabo de diez días, sabrá que tiene que tener cuidado con el consumo de azúcar en el futuro.

Aumente su confianza teniendo presente que el deseo de alimentos dulces está relacionada con el de fumar, y que en ambos casos estos impulsos desaparecerán con el tiempo. Dentro de tres meses ya se habrán calmado. Transcurrido el primer año el incremento del apetito por el azúcar se habrá normalizado, siempre que haya tenido la precaución de no sustituir la adicción a la nicotina por adicción al azúcar.

Cómo determinar sus hábitos alimenticios

Si el aumento de peso persiste incluso después de haber reducido los postres, la causa puede ser el problema más común de todos: comer en exceso. Muchos ex fumadores ni siquiera son conscientes de que están abusando de la comida. La mejor manera de atenerse a unas normas de alimentación razonables es utilizar las técnicas de alteración de la conducta que le ayudaron a librarse de los cigarrillos. Del mismo modo que alteró algunos de sus hábitos mentales y costumbres para dejar de fumar, también puede cambiar su forma de pensar sobre la alimentación y la dieta.

Herbert Spiegel, psiquiatra y profesor de la Facultad de Medicina y Cirugía de la Universidad de Columbia, defiende el estímulo de una actitud positiva para cambiar la manera de pensar de la gente sobre el tabaco y la alimentación. Según el doctor Spiegel, intentar abandonar un hábito con un planteamiento negativo, diciendo «no voy a hacer esto o aquello», conduce fácilmente al fracaso.

«Por ejemplo, si yo le digo: "no piense en elefantes morados", ¿qué es lo primero que se le pasa por la cabeza? Un elefante morado, por supuesto. Del mismo modo, basta con que alguien le diga "no fume" para que de repente no pueda usted pensar en otra cosa», nos explicó el doctor Spiegel en una entrevista.

En lugar de concentrarse en las razones por las que no es aconsejable fumar, el doctor Spiegel utiliza la hipnosis para ayudar a sus pacientes a conectar con el lado positivo de su deseo de dejar de fumar. Spiegel sostiene que este mismo planteamiento positivo puede utilizarse para reflexionar sobre nuestra manera de alimentarnos. Aprenda a considerar una buena dieta como el medio para proteger y cuidar su cuerpo. Con la práctica, seguir una dieta nutritiva ya no será tanto algo que *debe* hacerse como algo que se *quiere* hacer. Usted querrá comer bien y mantenerse saludable y en buena forma.

CÓMO EVITAR LA REINCIDENCIA

«Besé por primera vez a una mujer el mismo día que fumé mi primer cigarrillo —afirmaba Arturo Toscanini—. Desde entonces no he vuelto a tener tiempo para el tabaco.»

La mayoría de la gente tarda un poco más que Toscanini en olvidarse de los cigarrillos: desde tres meses hasta un año. Estos meses críticos están llenos de peligros. En ocasiones, la recaída se produce cuando el estrés aumenta hasta tal punto que tiene usted la impresión de que no le es posible pasarse ni un día más sin fumar. En otras ocasiones ocurre de repente. Una noche, después de haberse tomado un par de copas en una fiesta, allí está usted, bailando encima del piano con una pantalla de lámpara en la cabeza y un cigarrillo en la mano.

¿Significan estos deslices que ha fracasado? No. El objetivo de las técnicas relativas a la actitud, el ejercicio y la dieta aprendidas a lo largo del programa de *Cómo dejar de fumar y no engordar* le ayudarán a hacer frente a este tipo de situaciones. Como hemos explicado antes, una de las causas principales de la reincidencia es el aumento de peso. «Las compañías tabaqueras se han aprovechado de esto durante años —explica la Asociación Americana del Aparato Respiratorio en un folleto titulado "Cómo dejar de fumar y no engordar/manténgase delgado"—. Quieren que la gente fume para controlar el peso y hacer frente a las tensiones de la vida. Sin tener en cuenta las consecuencias.» Con ayuda de los consejos del programa de *Cómo dejar de fumar y no engordar*, usted no se dejará engañar.

La tendencia a engordar puede persistir desde tres semanas hasta un año después de haber dejado de fumar. Un estudio de la Universidad de California-San Francisco realizado en 1986 muestra que el aumento de peso puede prolongarse desde la vigésimo sexta hasta la quincuagésimo segunda semana sin tabaco, dependiendo de la cantidad de cigarrillos que fumara. Con un ejercicio y una dieta saludables puede usted evitar esta trampa. El ejercicio y la alimentación sana le ayudarán a controlar su peso y a desarrollar las actitudes y costumbres de las personas sanas que no fuman. Sentirse esbelto, en forma y sano es un factor disuasorio a la hora de fumar. Y la mejoría de su salud es una de las grandes ventajas de renunciar a los cigarrillos. Muy pronto opinará usted lo mismo.

8. EL TABACO Y EL EMBARAZO

«El consumo de tabaco y el embarazo son sencillamente incompatibles», afirma Richard Hausknecht, tocólogo neoyorquino. Aproximadamente la tercera parte de las mujeres en edad fértil son fumadoras. Los estudios muestran que casi la tercera parte dejará de fumar, otra tercera parte reducirá el consumo de cigarrillos y el resto seguirá fumando como de costumbre durante el embarazo. Según «El cáncer: hechos y cifras», un folleto publicado en 1988 por la Asociación Americana contra el Cáncer, un periodista adscrito a la Comisión Federal de Comercio descubrió que el cincuenta por ciento de las mujeres no saben que fumar durante el embarazo aumenta los riesgos de abortar o de que el niño nazca muerto. Lo cierto es que pocas cosas resultan más peligrosas para el embarazo que el tabaco.

Los trastornos emocionales que se experimentan durante y después del embarazo —tendencia a llorar, cambios de humor, depresión— pueden agudizarse si no es posible recurrir a los cigarrillos. Por otra parte, el instinto maternal es un impulso tan poderoso que las futuras madres pueden sentirse lo bastante motivadas para dejar de fumar con relativamente poco esfuerzo. Si está usted embarazada y nota que su determinación de no fumar empieza a debilitarse, piense solamente en las terribles consecuencias del tabaco para la salud de su bebé. Su decisión de dejar de fumar, al menos durante el embarazo, puede ser más fuerte que nunca.

Dos de las sustancias presentes en los cigarrillos suponen una amenaza directa para el feto: el monóxido de carbono y la nicotina. El monóxido de carbono, al formar enlaces con la hemoglobina en los glóbulos rojos de la mujer embarazada, obstaculiza el intercambio de oxígeno y dióxido de carbono entre la madre y el feto. La nicotina produce, entre otras cosas, espasmos de los vasos sanguíneos, cuyo resultado es la disminución del flujo de sangre hacia el útero embarazado. ¿Cuáles son las posibles consecuencias? La disminución del peso al nacer, que es la principal causa de muertes neonatales. Otro riesgo es la separación prematura de la placenta. Se han encontrado nuevas evidencias de la relación entre determinados problemas de conducta o deficiencias intelectuales y el consumo de tabaco durante el embarazo.

CUANDO DEJAR DE FUMAR

Lo más seguro, desde el punto de vista de la planificación familiar, es renunciar a los cigarrillos antes de la concepción. El primer trimestre es el más crítico para el desarrollo del feto. Y si espera a estar embarazada para dejar de fumar, tanto usted como el bebé tendrán que pasar por el trauma de la abstinencia.

Si no sabía usted que estaba embarazada o si no ha sido capaz de dejarlo previamente, cuanto antes lo haga durante el embarazo mejor será para la salud de su bebé. Si está embarazada, el momento de dejar de fumar es ahora.

Si ha fumado a lo largo de todo el embarazo, puede por lo menos reducir el riesgo de carencia de oxígeno (hipoxia) durante el parto no volviendo a fumar hasta después del nacimiento.

LAS MADRES LACTANTES

¿Estaría usted dispuesta a meter a la fuerza en la boca de su bebé recién nacido una cucharada de leche contaminada con nicotina y otras peligrosas toxinas? Las madres lactantes que fuman están haciendo exactamente eso. Las sustancias tóxicas de los cigarrillos pasan directamente de la corriente sanguínea de la madre a la leche. Los bebés y los niños pequeños son especialmente vulnerables a los venenos que inhalan como «fumadores pasivos» de los cigarrillos de sus madres. Si todavía no ha dejado de fumar, aumente las posibilidades de su bebé de llevar una vida sana haciéndolo ahora.

EL EJERCICIO

Discuta el tema con su tocólogo. Por lo general se recomienda un programa regular de ejercicios para las mujeres embarazadas. No sólo le ayudará a mantenerse en forma, sino que también puede contribuir a mantener su metabolismo y sus niveles hormonales lo más equilibrados posible durante el embarazo. Al ayudarle a mantener la flexibilidad, el ejercicio puede hacer más fácil el parto. Además le hará olvidar las ansias de fumar. Las madres lactantes volverán a estar en forma mucho antes si hacen ejercicio con regularidad.

Los saltos y sacudidas de las clases de aerobic convencional están generalmente contraindicados para las mujeres embarazadas, pero otras actividades más suaves, como la natación o caminar, se consideran seguras. La natación probablemente sea el mejor ejercicio que puede hacer una mujer embarazada, porque se trata de una actividad en la que no hay que cargar peso. Además, muchos gimnasios, el YMCA y otros centros de actividades comunitarias ofrecen clases de ejercicios especiales para futuras madres.

Si está usted siguiendo su propio programa, hágalo lentamente y no fuerce nunca el ritmo más allá de lo que le resulte fácil. Intente perseverar. Para ayudarle a compensar los trastornos metabólicos que puede sufrir una mujer embarazada cuando deja de fumar necesita un programa *regular* de ejercicio, no uno excesivamente fatigoso.

LA DIETA

El miedo a engordar no es de ningún modo una excusa válida para que una mujer embarazada continúe fumando. Tendría usted que engordar más de veintidós kilos antes de que el peso adicional pudiera considerarse un peligro tan grande como el tabaco, tanto para la madre como para el niño. Por lo general, engordar demasiado poco es un problema más grave durante el embarazo que hacerlo en exceso. Si está usted embarazada es doblemente importante que siga una dieta sana, nutritiva y con pocas grasas; está usted comiendo para dos. Después de consultar a su tocólogo, puede seguir los menús y recetas de este libro o las indicaciones de su médico para elaborar una dieta rica en hidratos de carbono complejos y pobre en grasas y azúcar. La mayoría de los tocólogos recomienda una dieta compuesta, aproximadamente, por un cuarenta o cincuenta por ciento de hidratos de carbono complejos, un veinticinco por ciento de proteínas y un veinte por ciento, como máximo, de grasas.

Beba mucha agua para favorecer la eliminación de las toxinas y evitar el estreñimiento.

EL ALCOHOL

Como la nicotina, el alcohol es una droga. El mejor momento para que las futuras madres renuncien a las bebidas alcohólicas es antes de la concepción. Las mujeres que beben mucho (cinco o seis vasos de cerveza, vino o licores al día) presentan hasta un cincuenta por ciento más de riesgos de alumbrar un bebé con problemas que van desde retraso mental, malformaciones óseas y trastornos del sistema nervioso central hasta anormalidades del corazón, el aparato urogenital o la estructura facial.

Aunque las pruebas no son totalmente concluyentes, parece ser que incluso en cantidades moderadas el alcohol puede producir complicaciones durante el embarazo. Como nadie conoce con seguridad los efectos del alcohol en el desarrollo del feto, la mayoría de los expertos recomienda que las mujeres embarazadas no beban alcohol. Considérelo de este modo: todas las bebidas que toma pasan de la corriente sanguínea a la placenta y de ahí a su bebé en formación. Mientras que nuestro hígado tiene capacidad para eliminar las toxinas producidas por un consumo moderado de alcohol, no ocurre lo mismo con el hígado del feto. Las consecuencias para su bebé pueden ser graves.

Si está usted embarazada y no ha dejado de beber hasta ahora, recuerde: las probabilidades de tener un bebé sano disminuyen en proporción directa al tiempo que continúe bebiendo. Si es usted incapaz de dejar de beber mientras está embarazada, consulte a su tocólogo y pídale que le recomiende alguna organización que pueda ayudarla.

9. RECETAS

ALCACHOFAS CON SALSA VERDE DE YOGUR

4-6 alcachofas medianas
Salsa:
1/2 taza de mayonesa
1/2 taza de yogur natural
6 chalotas (cebolletas)
1/2 cucharada sopera de perejil picado
1 cucharada sopera de zumo de limón
1/8 cucharadita de pimienta de cayena
1 cucharada sopera de alcaparras (optativo)

1. Al menos tres horas antes de servir, se recortan los tallos y las puntas de las hojas de las alcachofas.
2. Se cuecen las alcachofas al vapor o a fuego lento, cubiertas por diez o doce centímetros de agua dentro de un recipiente tapado, durante unos cuarenta minutos, hasta que estén tiernas. Pruebe una hoja para ver si están hechas. Si se arranca con facilidad y la parte carnosa está tierna, las alcachofas están a punto.
3. Se escurren bien y se guardan en la nevera.

4. Se mezclan el resto de los ingredientes (puede hacerse hasta con veinticuatro horas de antelación).
5. Se enfría en la nevera durante, por lo menos, dos horas antes de servir, para que se mezclen los sabores. Se sirve la salsa en un cuenco aparte. Cuatro raciones.

Atún o cangrejo con queso fundido

1 lata pequeña o 1/2 taza de atún claro o carne de cangrejo, preferiblemente envasado al natural
1 panecillo (partido en dos)
1/4 cucharadita de eneldo (optativo)
2 rebanadas finas de mozzarella, *queso suizo u otro queso*

1. Se escurre el líquido de las latas de pescado.
2. Se colocan las mitades del panecillo en una fuente para el horno y se divide el atún entre las dos.
3. Se rocía con eneldo y se cubre con queso.
4. Se tuesta a la plancha o en el tostador del horno, de cinco a siete minutos, o hasta que se funda el queso.

Variantes:
— Se añaden rodajas de tomate.
— En lugar de atún o cangrejo, utilizar tres o cuatro tallos de espárragos hervidos sobre cada medio panecillo.
— Utilizar pan de centeno en lugar de panecillos.
— Experimentar con los aliños: pruebe con pimentón o con hierbas frescas picadas.

Batidos

Estas sustanciosas y nutritivas bebidas son fáciles de preparar en la batidora o procesadora. Utilice las siguientes recetas como orientación y luego ponga a trabajar la imaginación y experimente con otros ingredientes. Los zumos de frutas y la leche semidesnatada son una buena base; añada después bayas frescas, melocotones, piña u otras frutas de la estación. Corte la fruta en pedazos grandes para batir más fácilmente. Añada más líquido para aclarar los batidos.

Batido 1

1/2 taza de leche semidesnatada
3-4 fresas frescas (o 1/2 plátano)
1/2 cucharadita de vainilla
1 cucharadita de germen de trigo (optativo)

Batido 2

1/2 taza de zumo de manzana
1/2 plátano
1 cucharada sopera de leche en polvo (optativo)

Batido 3

1/2 taza de zumo de naranja
1/2 plátano (o 1 melocotón fresco)

Batido 4

1/2 taza de leche
2 cucharadas soperas de yogur natural
1/2 plátano (o 3-4 bayas frescas u otra fruta fresca)

Bizcocho de ángeles

Este tiene que ser el pastel en el que estaba pensando quienquiera que acuñara la frase «no puedes comerte el pastel y guardarlo a la vez»[9]. Como el ingrediente principal de este bizcocho es el aire, sin yemas de huevo ni mantequilla, resulta un plato ligero, de unas ciento veinticinco calorías por ración.

1 taza de harina
$1^{1/4}$ *tazas de azúcar*
$1^{1/2}$ *tazas de claras de huevo (alrededor de 1 docena)*
2 cucharaditas de maizena
$1^{1/2}$ *cucharaditas de vainilla*

1. Se calienta el horno previamente a trescientos setenta y cinco grados.
2. Se mezcla la harina con media taza de azúcar.
3. En un recipiente aparte se baten las claras a punto de nieve.
4. Se añade la maizena y el resto del azúcar poco a poco, sin dejar de batir hasta que se formen picos más espesos.
5. Se añade la vainilla sin batir las claras.
6. Se añade la mezcla de harina y azúcar sin batir, vertiendo media taza cada vez.
7. Se pone la mezcla en un molde cilíndrico y hueco en el centro, con el fondo desmontable sin engrasar.
8. Se mete al horno a trescientos setenta y cinco grados durante treinta o treinta y cinco minutos.
9. Se vuelca del molde con un embudo o botella en el centro y se deja enfriar.

[9] Frase equivalente al «nadar y guardar la ropa» español. (*N. de la T.*)

Bizcocho de chocolate

Como los bizcochos no contienen prácticamente grasa, generalmente su contenido en calorías es más reducido y su textura más ligera. Este bizcocho, calculado para ocho personas, tiene alrededor de ciento cincuenta calorías por ración, lo que no está mal para una tarta. Si no ha seguido usted nunca todo el proceso de preparar una tarta, inténtelo. Le sorprenderá descubrir que es casi tan fácil como abrir un envase y cocinar una masa preparada.

3/4 taza de harina sin blanquear
1/3 taza de cacao en polvo sin endulzar
3 huevos
1/2 taza de azúcar granulado
1/2 cucharadita de vainilla
3 cucharadas soperas de agua
2 cucharadas soperas de azúcar cande (optativo)

1. Se calienta previamente el horno a trescientos setenta y cinco grados.
2. Se unta con mantequilla un molde para pasteles de veintitrés centímetros y se cubre el fondo con un círculo de papel encerado ligeramente untado de mantequilla.
3. Se mezclan la harina y el cacao removiendo bien.
4. En un recipiente aparte, se baten los huevos hasta que adquieran una consistencia ligera y un color amarillo limón. Se añade poco a poco el azúcar granulado sin dejar de batir; se sigue batiendo hasta que la mezcla tenga una con-

sistencia cremosa y un color pálido. Se añade la vainilla y el agua sin dejar de batir.

5. Se añade con cuidado de no batir demasiado la mitad de la mezcla de harina y después la otra mitad.
6. Se vierte la masa en el molde, procurando que quede bien extendida.
7. Se mete al horno caliente, de veinticinco a treinta minutos.
8. Se deja enfriar cinco minutos; luego se vacía el molde dándole media vuelta sobre una rejilla.
9. Se espolvorea el azúcar cande por encima al gusto.

Crema de cangrejo

2 patatas medianas, peladas y cortadas en cuartos
1 cebolla mediana picada
1 diente de ajo picado
2 tazas de agua
1/2 taza de vino blanco
2 cucharadas soperas de puré de tomate
1/2 cucharadita de albahaca
1/2 cucharadita de pimentón
1 pellizco de azafrán
Un poco de pimienta de cayena
225 gramos de carne de cangrejo
2 cucharadas soperas de jerez seco (optativo)

1. Se ponen las patatas, la cebolla, el ajo y el agua en una cacerola. Se cubre y se hierve a fuego lento durante quince minutos, o hasta que se ablanden las patatas.

2. Se añade el resto de los ingredientes excepto el jerez. Se hierve a fuego lento sin cubrir durante diez minutos.
3. Se pasa la mezcla con cuidado al recipiente de la batidora y se hace un puré.
4. Se vuelve a poner el puré en la cacerola, se añade el jerez y se calienta de nuevo con el fuego muy bajo hasta unos momentos antes de servir. Cuatro raciones.

Ensalada de col

Hay docenas —no, cientos— de maneras diferentes de preparar la ensalada de col. Puede utilizarse repollo o lombarda. Utilice vinagreta o una salsa a base de mayonesa. Sazone con eneldo, semillas de alcaravea, granos de mostaza o un poco de pimentón. Algunos de los ingredientes adicionales más populares son la zanahoria rallada, la cebolla picada, los trozos de manzana y las pipas de girasol. La ensalada de col puede prepararse con antelación y guardarse en la nevera, incluso durante dos días. Como la col es rica en vitaminas y baja en calorías, ¿por qué no disfrutar de esta ensalada con regularidad? Aquí tiene una receta muy sencilla para empezar a preparar sus propias ensaladas.

1 repollo pequeño
1/3 taza de mayonesa
1/3 taza de yogur natural
1 cucharada sopera de zumo de limón
1 cucharadita de eneldo seco

1. Se corta el repollo en cuatro, se recorta el centro duro y se lavan los trozos bajo el grifo de agua fría.

2. Se corta el repollo en tiras con un cuchillo de cocina o con el accesorio adecuado de la batidora. Se ponen las tiras en un cuenco grande.
3. En un cuenco pequeño se bate la mayonesa, el yogur, el zumo de limón y el eneldo. Se vierte la mezcla sobre el repollo y se mezcla bien. Si la mezcla es demasiado seca, se añade otra cucharada sopera de mayonesa y yogur y algunas gotas más de zumo de limón.

Ensalada de judías blancas y atún

Vinagreta:

1/4 taza de aceite de oliva
2 cucharadas de vinagre de vino
1 diente de ajo picado
1/2 cucharadita de albahaca
$1^{1/4}$ tazas de judías blancas cocidas (o 1 lata de judías escurridas)
1 lata de 200 gramos de atún claro al natural
1 cebolla roja picada
Pimienta negra recién molida
2 cucharadas soperas de perejil fresco picado
Hojas de albahaca fresca (optativo)

1. Se secan las judías con un trapo de cocina. Escurrir bien.
2. Para preparar la vinagreta, se mezclan bien el aceite, el vinagre, el ajo y la albahaca.
3. Se vierte la mitad de la vinagreta sobre las judías. Se remueve con cuidado y si es posible se deja reposar al menos una hora.
4. Un momento antes de servir, se distribuye el

atún desmenuzado por encima de las judías y se cubre con el resto de la vinagreta.

5. Se adereza con cebollas, perejil y albahaca fresca. Dos raciones.

Ensalada de lechuga romana y manzana

1 cogollo pequeño de lechuga romana
1 manzana entera verde o roja
2 cucharadas soperas de aceite de oliva
1 cucharada sopera de yogur natural
1 cucharada sopera de vinagre de vino
1 diente de ajo bien picado
1 cucharadita de mostaza tipo Dijon
Pimienta negra recién molida

1. Se lava la lechuga y se seca. Se parte en trozos pequeños y se ponen en una ensaladera.
2. Se corta la manzana sin pelar en trozos de dos centímetros y se ponen en la ensaladera.
3. Se mezcla el resto de los ingredientes y se añade a la ensalada, removiendo bien. Salen de cuatro a seis raciones.

Ensalada de pollo asado

1 pechuga de pollo deshuesada, sin la piel ni la grasa

3 tazas de hojas verdes para ensalada cortadas en tiras (elija por lo menos dos distintas: lechuga romana, lechuga arrepollada, espinacas, achicoria, endibia, berros)

2 tomates partidos en cuatro

2 cucharadas soperas de queso azul (optativo)

6-8 aceitunas negras al estilo mediterráneo (optativo)

1 ración de vinagreta (véase página 311)

1. Se corta la pechuga de pollo en ocho o diez tiras. Se asan las tiras en la plancha o salteadas (en una sartén antiadherente, sin aceite) hasta que estén bien hechas, de cinco a ocho minutos.
2. Se colocan las hojas para la ensalada en una fuente de servir. Se ponen encima las tiras de pollo calientes y las rodajas de tomate.
3. Se desmiga el queso azul por encima de la ensalada y se añaden las aceitunas.
4. Se vierte la vinagreta con una cuchara sobre cada trozo. Se sirve inmediatamente. Dos raciones.

Ensalada de pollo o marisco

Se pueden preparar deliciosas ensaladas y rellenos para bocadillos con pollo, pavo, atún, salmón, gambas y cangrejo fresco o enlatado. Pueden añadirse muchísimos ingredientes distintos, como por ejemplo apio o cebolletas picadas, un poco de curry en polvo o una cucharadita de alcaparras. Para reducir el contenido en grasa y calorías de la mayonesa puede añadirse un poco de yogur.

Relleno para un sandwich:

1/3 taza de pollo asado cortado en trozos grandes
1 cucharada sopera de mayonesa
1 cucharada de yogur natural
Se mezclan todos los ingredientes.

Ensalada provenzal

Nuestra receta es una versión corregida de la ensalada provenzal. Hemos prescindido de las tradicionales patatas cocidas y huevos duros, pero si tiene alguna patata asada del día anterior, no dude en añadirla en rodajas a la ensalada. También puede darle más sabor con unos guisantes crudos, rábanos en rodajas o tallos de espárragos cocidos.

1 lechuga pequeña (escarola, lechuga francesa o española, por ejemplo)
1 lata de 200 gramos de atún claro
2 tomates medianos cortados en cuatro
1 pepino en rodajas (pelado o no)
6-8 aceitunas negras, preferiblemente al estilo mediterráneo (optativo)
1 ración de vinagreta (véase página 311)

1. Se enjuagan las hojas de lechuga y se secan a golpecitos. Se colocan en una capa sobre una fuente de servir o un cuenco poco profundo.
2. Se desmenuza el atún con un tenedor y se extiende por encima de la lechuga. Se añaden los cuartos de tomate, las rodajas de pepino y las aceitunas negras.
3. Inmediatamente antes de servir se rocía con la vinagreta. Dos raciones.

Escalopines de pechuga de pollo

Por persona:

1/2 pechuga de pollo deshuesada, sin piel ni grasa
1 cucharadita de harina

2 cucharaditas de aceite de oliva
2 chalotas (cebolletas) en rodajas
2 champiñones grandes en rodajas
1/4 taza de caldo de pollo
2 cucharadas soperas de vino de Marsala [10]

1. Se cubre el pollo con harina por ambos lados y se machaca con un mazo de cocina o el borde de un plato resistente hasta que quede bien fino (alrededor de medio centímetro).
2. Con una pizca de aceite, lo bastante para cubrir el fondo de una sartén grande de hierro fundido, se dora ligeramente el pollo por los dos lados.
3. Se añaden las chalotas y los champiñones y se calienta a fuego lento, sacudiendo la sartén de vez en cuando, durante un minuto aproximadamente.
4. Se añade el caldo de pollo, se cubre la sartén y se hierve a fuego lento hasta que esté hecho el pollo, aproximadamente diez minutos.
5. Se coloca el pollo en una fuente y se mantiene caliente en el horno.
6. Se añade el vino de Marsala al caldo y se deja cocer hasta que se haya reducido aproximadamente a la mitad. Se vierte sobre el pollo.
7. Se rocía con perejil picado (facultativo) y se sirve inmediatamente.

---

[10] Vino ligero y dulce de origen siciliano. (*N. de la T.*)

Espaguetis *putanesca*

La traducción aproximada de este plato sería «espaguetis de la puta», y su origen es la especialidad que solían presentar a sus clientes las prostitutas napolitanas. Esta versión es bastante sencilla, y ni siquiera hace falta cocinar. Pruebe a hacerlos con los nuevos tomates de importación secados al sol que vienen en un tubo, ¡son estupendos! El puré de tomate normal también da muy buen resultado. Aunque el plato contiene poca grasa, las alcaparras y aceitunas tienen mucha sal, de manera que si sigue usted una dieta baja en sodio, no las incluya. Seguirá disfrutando de una maravillosa y picante salsa de tomate. La salsa puede prepararse desde varias horas hasta un día antes de consumirla.

2 cucharadas soperas de puré de tomate
3-4 dientes de ajo picados
4 cucharadas soperas de aceite de oliva
4 cucharadas soperas de agua caliente
175 gramos de zumo de tomate
1/2 cucharadita ají en tiras (o más, al gusto)
2 cucharadas soperas de alcaparras
100 gramos de aceitunas, preferiblemente al estilo mediterráneo, deshuesadas y partidas por la mitad
4 cucharadas soperas del agua de hervir la pasta
750 gramos de espaguetis u otra pasta
Queso parmesano.

1. Se mezclan todos los ingredientes, a excepción del agua, la pasta y el parmesano, removiendo en un cuenco.
2. Un momento antes de servir, se hierve la pas-

ta siguiendo las instrucciones del envase. Antes de escurrirla se añaden cuatro cucharadas del agua de hervir la pasta en la salsa.

3. Se escurre la pasta, se pasa a un cuenco de servir y se añade la salsa por encima. Se sirve el parmesano aparte. Salen de cuatro a seis raciones.

Filetes de pescado con migas de pan de ajo

Media un gran abismo entre esta ligera y aromática capa de migas de pan de ajo y el pesado pescado empanado y frito de las cadenas de comida rápida. Su contenido en grasa es muy bajo, se hace en un momento y puede servirse con algún grano, como arroz integral o *kasha*[11], y brécol al vapor o una ensalada verde.

700 gramos de filetes de gallo u otro pescado suave
1 rebanada de pan de trigo integral
1 diente de ajo picado
1 cucharadita de aceite de oliva
2 cucharadas soperas de perejil fresco
4 gajos de limón

1. Se coloca el pescado en una sola capa sobre una plancha para el horno.
2. Se mete el resto de los ingredientes excepto el limón en la batidora y se trituran. Se rocía el pescado con la mezcla.
3. Se pone a la parrilla unos veinte minutos antes de servir.

---

[11] Plato de origen ruso a base de trigo u otros granos ligeramente molidos y cocidos, formando una pasta parecida a las gachas. (*N. de la T.*)

4. Se deja el pescado unos diez o quince minutos en la parrilla, según el grosor de los filetes. El pescado está hecho cuando su carne está opaca. Cuatro raciones.

Gachas de cebada al horno con ajo y queso

3-4 dientes de ajo
2 cucharadas soperas de aceite de oliva
2 cucharadas soperas de zumo de limón
1 taza de caldo de pollo
4 tazas de gachas de cebada
1/2 taza de parmesano rallado

1. Se calienta previamente el horno a trescientos cincuenta grados.
2. En una sartén grande se fríe el ajo con aceite a fuego lento durante dos minutos, o lo bastante para que el ajo se ablande sin dorarse.
3. Se retira la sartén del fuego y se añade el zumo de limón y el caldo de pollo mientras se remueve.
4. Se añaden las gachas de cebada sin dejar de remover.
5. Se pasa la mitad de la mezcla a una fuente para horno con capacidad para seis-ocho tazas. Se rocía con la mitad del queso, se añade el resto de las gachas y se cubre con el resto del queso.
6. Se mete al horno con la fuente tapada, a trescientos cincuenta grados, de cuarenta y cinco a cincuenta minutos, hasta que empiece a dorarse por los bordes. Salen de cuatro a seis raciones.

Galletas de pan de jengibre

Estas galletitas que se deshacen en la boca tienen un delicado sabor que satisfará sus ansias de dulce. Guárdelas en la nevera y coma sólo una o dos cada vez.

1/2 taza de mantequilla
1/2 taza de azúcar
1/2 taza de miel o melaza
1 huevo
1 cucharadita de bicarbonato de sosa
1 cucharada sopera de leche
1 cucharadita de jengibre en polvo
1 cucharadita de canela
$2^{3/4}$ o 3 tazas de harina sin blanquear

1. Se baten juntos la mantequilla y el azúcar.
2. Se añade la melaza o miel y el huevo y se bate.
3. Se añade el bicarbonato de sosa disuelto en la leche y se remueve.
4. Se mezcla el jengibre y la canela con la harina.
5. Se añade esta mezcla a la masa.
6. Se deja enfriar la masa toda la noche.
7. Sobre una superficie cubierta de harina, se extiende la masa con el rodillo dejándola lo más delgada posible.
8. Se corta con un molde para galletas (o un vaso de zumo boca abajo) y se coloca sobre las planchas para horno.
9. Se mete en el horno, previamente calentado a trescientos cincuenta grados, de seis a ocho minutos, o hasta que estén duras, pero no demasiado doradas.

10. Se sacan las galletas de la plancha inmediatamente. Salen cuatro docenas de galletas.

Gambas y almejas picantes a la parrilla

225 gramos de gambas sin pelar
225 gramos de almejas
1 cucharada sopera de salsa Worcester[12]
3-4 dientes de ajo picados
1 cucharadita de zumo de limón
1 cucharada sopera de ají en tiras

1. Se calienta previamente la parrilla.
2. Se enjuagan rápidamente las gambas en agua fría, sin pelarlas. Se pincha cada gamba dos o tres veces con un tenedor.
3. Se mezcla el resto de los ingredientes en un recipiente poco profundo, se añade el marisco y se remueve. Se deja en adobo, removiendo de vez en cuando, entre una y ocho horas.
4. Se pone el marisco en una sola capa sobre la parrilla cubierta de papel de aluminio. Se deja a la parrilla durante unos diez minutos, dándole la vuelta una vez, o hasta que la carne de las almejas se ponga opaca en todo su grosor. Dos raciones.

Gazpacho

1 taza de zumo de tomate
1/2 pepino, pelado y cortado en trozos grandes

[12] Salsa picante para carnes, con soja, vinagre y otros ingredientes. (*N. de la T.*)

1/2 pimiento rojo cortado en trozos grandes
1 chalota en rodajas
1 tomate entero cortado en trozos grandes
2 dientes de ajo picados
2 cucharadas soperas de vinagre de vino
Un poco de pimienta de cayena

Se meten todos los ingredientes en la batidora y se hace un puré hasta que las verduras estén bien trituradas. Se sirve frío. Puede hacerse hasta con veinticuatro horas de antelación. De dos a cuatro raciones.

Judías blancas tiernas con ajo

600 gramos de judías blancas tiernas
1 cucharada sopera de aceite de oliva
2-3 dientes de ajo picados
2 cucharaditas de queso parmesano rallado

1. Si las judías son congeladas, se descongelan ligeramente antes de usarlas (guárdelas en la nevera desde el día anterior o déjelas a temperatura ambiente durante una o dos horas). Si no, se pone en la sartén el bloque congelado y se calienta con el fuego muy bajo, vigilándolas bien y separándolas con un tenedor para que no se quemen.
2. Se pone el aceite en una sartén (preferiblemente de hierro colado) y se calienta a fuego lento unos treinta segundos.
3. Se añaden las judías y se calientan sin tapar con el fuego muy bajo durante diez minutos, removiendo de vez en cuando.

4. Se añade el ajo sin dejar de calentar, removiendo de vez en cuando, hasta que estén tiernas y ligeramente doradas (unos quince minutos más). Si las judías se secan demasiado, se añade otra cucharadita de aceite.
5. Se vuelven a calentar las judías antes de servir. Se añade el parmesano y se remueve. De cuatro a seis raciones.

Mejillones al vapor con vino blanco

2 kilos de mejillones frescos
2 dientes de ajo picado
1/2 taza de vino blanco
El zumo de medio limón
1/4 taza de perejil picado

1. Se lavan los mejillones y se rascan las «barbas» si es necesario.
2. Se mezcla el resto de los ingredientes en el fondo de una cazuela alta. Se añaden los mejillones.
3. Se cubre y se hierve a fuego lento unos minutos (dependiendo del tamaño de los mejillones) hasta que se abran las conchas.
4. Se ponen los mejillones en cuencos individuales, vertiendo algo del caldo en que se han hecho por encima. Salen de cuatro a seis raciones.

Melocotones hervidos en vino tinto y miel

4 melocotones maduros
1 taza de vino tinto

1 cucharada sopera de miel
2 cucharadas soperas de almendras en rodajas finas

1. Se pelan los melocotones, se cortan por la mitad y se les quita el hueso. Se cortan en rodajas de un centímetro de grosor.
2. Se pone el vino y la miel en una cacerola y se calienta hasta que hierva.
3. Se añaden los melocotones y se hierve a fuego lento, con la cacerola tapada, durante cuatro minutos.
4. Se retiran los melocotones con una espumadera y se reservan.
5. Se sube el fuego bajo la mezcla de vino y miel y se hierve sin tapar hasta que se reduzca a la mitad (de dos a tres minutos aproximadamente).
6. Se deja enfriar ligeramente y se vierte sobre los melocotones.
7. Se guarda en la nevera hasta que estén bien fríos, por lo menos dos horas.
8. Para servir se colocan las rodajas de melocotón en forma de abanico en cuatro platos de postre. Se vierte la salsa de vino por encima.
9. Se pueden poner las almendras en una sartén poco profunda y tostarlas a la plancha hasta que se doren; se espolvorean sobre los melocotones. Se sirve así o añadiendo dos cucharadas soperas de yogur natural o puré de frambuesas frescas o congeladas (tamizadas si no se quieren quitar las semillas) a cada plato. Salen de cuatro a seis raciones.

Panecillos de salvado y arándanos

Esta es una receta apetitosa, saludable y fácil de preparar. Los panecillos se conservan bien en la nevera una vez hechos; también puede preparar una ración doble y congelar la mitad. Puede hacerse con frambuesas en lugar de arándanos.

1 taza de harina integral de trigo
1 taza de salvado
1 cucharadita de bicarbonato de sosa
1/2 cucharadita de canela
1/4 taza de mantequilla derretida
1/2 taza de yogur natural
1/3 taza de miel
1 huevo
1 plátano maduro machacado
1 taza de arándanos frescos o congelados
1/3 de taza de uvas pasas (1 caja de 40 gramos. Optativo)
2 cucharadas soperas de nueces picadas o pipas de girasol (optativo)

1. Se calienta previamente el horno a trescientos cincuenta grados.
2. Se mezclan bien la harina, el salvado, el bicarbonato de sosa y la canela.
3. En otro recipiente se mezclan la mantequilla, el yogur, la miel y el huevo.
4. Se combinan los ingredientes líquidos y sólidos, removiendo para mezclarlos bien pero teniendo cuidado de no remover en exceso.
5. Se añade el plátano triturado y se remueve; se añaden las bayas, las pasas y las nueces al gusto. Se reparte la masa en varios moldes para pa-

necillos ligeramente untados de mantequilla (o antiadherentes) y se meten al horno caliente durante cuarenta y cinco minutos. Salen doce panecillos pequeños.

Pastel de berenjenas

1 berenjena grande
2 dientes de ajo picados
1 cucharada sopera de zumo de limón
2 chorritos de tabasco
2 huevos
1/2 taza de leche
1 tomate grande
2 cucharadas soperas de parmesano

1. Se corta la berenjena sin pelar en rodajas de unos cinco centímetros de grosor.
2. Se añade el mínimo de agua necesario para cubrir la berenjena y se cuece al vapor o a fuego lento hasta que esté tierna, alrededor de ocho minutos.
3. Se pone el ajo, el zumo de limón, el tabasco, los huevos y la leche en la batidora.
4. Se añade la berenjena y se bate bien la mezcla.
5. Se vierte la mezcla en una fuente de horno o en un molde para *soufflés* ligeramente untado de mantequilla. Se cortan los tomates en rodajas y se colocan por encima. Se rocía con el queso rallado.
6. Se mete al horno hasta que la superficie se dore y forme burbujas, alrededor de cuarenta minutos. Cuatro raciones como plato principal; seis, como acompañamiento.

Pastel de pimientos jalapeños

2 latas de pimientos picantes jalapeños
4 huevos
2/3 taza de leche
100 gramos de queso fresco o requesón
2 cucharadas soperas de queso cheddar o manchego cortado en trozos grandes
2 cucharaditas de chile en polvo
1/2 o 1 cucharadita de ají en tiras

1. Se calienta previamente el horno a trescientos cincuenta grados.
2. Se lavan los chiles bajo el grifo de agua fría y se pican.
3. Se baten los huevos.
4. Se mezclan todos los ingredientes y se ponen en un molde para pasteles aceitado de veintitrés centímetros.
5. Se mete en el horno a trescientos cincuenta grados durante cuarenta minutos o hasta que el pastel esté firme al tacto en el centro. Salen de cuatro a seis raciones.

Pasteles de garbanzos con salsa de tomate casera

2 tazas aproximadamente de garbanzos cocidos o dos latas de 300 gramos
3 dientes de ajo picados
3 cucharadas soperas de perejil picado
1 cucharadita de chile en polvo
1/4 cucharadita de ají en tiras

1. Se calienta el horno previamente a trescientos setenta y cinco grados.
2. Se ponen todos los ingredientes en la batidora y se prepara un puré suave.
3. Se divide la mezcla en cuatro partes y se amasan cuatro empanadas o pastelitos.
4. Se colocan los pasteles en una plancha de horno forrada de papel de aluminio y se mete al horno a trescientos setenta y cinco grados durante unos quince minutos, o hasta que estén ligeramente dorados.
5. Se sirve con salsa de tomate casera (véase página 305) alrededor de los pasteles. De dos a cuatro raciones.

Patatas nuevas asadas con ajo y romero

Se pelan las patatas si la piel es muy dura y gruesa. Pero si se deja la piel tendrán más sabor, más vitaminas y un mayor contenido en fibra.

500 gramos de patatas pequeñas rojas o amarillas (del tamaño aproximado de una pelota de golf)
1 diente de ajo finamente picado
1 cucharada sopera de aceite de oliva
1 cucharadita de romero

1. Se calienta previamente el horno a cuatrocientos grados.
2. Se lavan las patatas frotando bien y sin quitarles la piel; luego se cuecen al vapor o se hierven a fuego lento hasta que estén tiernas.
3. Se ponen las patatas en un cuenco y se remueve con cuidado junto con el resto de los ingredientes.

4. Unos veinte minutos antes de servir, se colocan las patatas en una plancha para el horno.
5. Se meten al horno a cuatrocientos grados unos veinte minutos, o hasta que empiecen a dorarse ligeramente. Cuatro raciones.

Pechugas de pollo adobadas con orégano

2 pechugas de pollo deshuesadas y sin piel (de 600 gramos a 1 kilo en total)
1 cucharada sopera de aceite de oliva
1 cucharada sopera de zumo de limón
2 dientes de ajo picados finos
1 cucharadita de orégano
1/2 cucharadita de ají en tiras

1. Se corta el pollo en cuadraditos de unos dos centímetros y se reserva.
2. Se mezcla el resto de los ingredientes. Se remueve el pollo con el adobo, se cubre y se guarda en la nevera varias horas o hasta el día siguiente.
3. Se pone a calentar la parrilla.
4. Se coloca el pollo en una sola capa en una fuente de horno poco profunda o un molde para pasteles.
5. Se pone a la parrilla, dándole la vuelta de vez en cuando, de siete a diez minutos, hasta que el pollo esté ligeramente dorado y bien hecho por dentro. Cuatro raciones.

Pechugas de pollo con ajo gigante

El ajo gigante, que tiene cinco o seis veces el tamaño de los dientes de ajo normales, se encuentra cada vez con más frecuencia en los mercados. Es mucho más suave que el ajo corriente; tiene un sabor agradable y algo amargo y una textura mantecosa. Para esta receta puede utilizar tres o cuatro dientes de ajo normal, pero el sabor no será exactamente igual. Esta es otra receta extraordinariamente sencilla pero muy sustanciosa.

Para cada persona:
1/2 pechuga de pollo deshuesada y sin piel
2 dientes de ajo gigante

1. Se coloca cada pechuga en el centro de un trozo de papel de aluminio.
2. Se pela el ajo, se corta cada diente en dos y se ponen los trozos sobre el pollo.
3. Se envuelven los trozos de pollo en el papel de aluminio y se meten en el horno a cuatrocientos veinticinco grados durante unos quince minutos.
4. Se abre el envoltorio de papel de aluminio y se termina de asar hasta que el pollo y el ajo se hayan dorado ligeramente, entre cinco u ocho minutos más.

Pechugas de pollo con salsa de cilantro casera

El cilantro fresco es una de esas hierbas a las que muy poca gente se muestra indiferente: o les encanta o la detestan. No utilice cilantro seco, que tiene un sabor completamente distinto.

Sirva el pollo con la salsa verde sobre arroz o pasta integral. Unas zanahorias al vapor o crudas o unas rodajas de tomate servirán muy bien de guarnición y añadirán colorido al plato.

1 pechuga de pollo entera, deshuesada y sin piel
1 taza de agua
1/4 taza de hojas frescas de cilantro
1 diente de ajo grande, picado
1 cucharada sopera de aceite de oliva
Queso parmesano rallado.

1. Se pone la pechuga de pollo en una sartén y se añade una taza de agua. Se cubre y se hierve a fuego lento hasta que esté hecho (aproximadamente, quince o veinte minutos).
2. Se pone el pollo en una fuente de servir.
3. Se sube el fuego bajo la cacerola y se hierve el caldo sin tapar a fuego alto durante uno o dos minutos, o hasta que la mezcla se reduzca aproximadamente a una taza.
4. Se ponen en la batidora las hojas de cilantro, el ajo y el aceite de oliva. Se bate hasta que el cilantro y el ajo estén bien picados.
5. Se añade esta mezcla al caldo de pollo.
6. Para servir, se cortan las pechugas en dos y se coloca cada mitad sobre un lecho de arroz o pasta. Se vierte la salsa sobre el pollo y se cubre con el queso rallado. Dos raciones.

Pescado azul con ajo

1 kilo de filetes de pescado azul (atún fresco, caballa, salmón u otro pescado azul)

2 dientes de ajo grandes
2 cucharaditas de zumo de limón
2 cucharaditas de salsa de soja

1. Se calienta el horno previamente a trescientos cincuenta grados.
2. Se pone el pescado en una plancha para horno forrada de papel metalizado.
3. Se mezcla el resto de los ingredientes y se vierte la mezcla sobre el pescado.
4. Se mete al horno durante diez minutos o hasta que el pescado esté opaco en el interior. Cuatro raciones.

Pez espada con salsa de endibias

4 filetes de pez espada o emperador (de 900 a 1.200 gramos)
Salsa:
2 endibias
2 dientes de ajo picados
2 cucharaditas de aceite vegetal
1 cucharadita de zumo de limón
1/2 taza de leche
1/2 taza de vino blanco

1. Se calienta la plancha previamente.
2. Se ponen los filetes de pescado sobre una parrilla forrada con papel de aluminio o una fuente para horno poco profunda.
3. Para hacer la salsa, se recortan las puntas de las endibias y se cortan en tiras; se fríen con el ajo en aceite vegetal a fuego lento.
4. Cuando las endibias empiezan a ablandarse,

se añade el zumo de limón, se remueve y se deja al fuego un minuto más.

5. Se añade la leche y el vino y se hierve a fuego lento durante diez minutos, o hasta que las endibias estén muy blandas (la mezcla probablemente se cuaje ligeramente).
6. Se pasa la mezcla a una batidora o procesadora y se tritura hasta hacer un puré.
7. Mientras tanto, se hace el pescado a la plancha o a la parrilla.
8. Se divide el pescado entre los cuatro platos de servir y se reparte la salsa alrededor de cada trozo de pescado. Cuatro raciones.

Plátanos asados

Por persona:
1 plátano entero
1 cucharadita de miel
Un poco de canela

1. Se calienta el horno previamente a trescientos cincuenta grados.
2. Se pela el plátano y se pone sobre un cuadrado de papel de aluminio de unos veinte por quince centímetros.
3. Se rocía el plátano con miel y un poco de canela y se envuelve en el papel metalizado.
4. Se mete al horno, de veinte a treinta minutos o hasta que los plátanos se ablanden sin perder la forma.
5. Se sirven calientes.

Pollo con chiles

6-8 chiles secos grandes enteros
1 pollo tomatero o para asar ($1^{1/2}$ - 2 kilos)
1/2 cucharadita de granos enteros de pimienta negra
4 clavos enteros
3-4 dientes de ajo
1/2 cucharadita de comino
1/4 taza de vinagre de vino tinto

1. Se quita toda la piel y la grasa del pollo (en la medida de lo posible) y se tira.
2. Se ponen los chiles secos en un cuenco y se añade agua caliente hasta cubrir. Se deja reposar por lo menos diez minutos.
3. Se pasan por la batidora o procesadora los chiles, los granos de pimienta, el ajo, el comino y el vinagre y se prepara un puré lo más suave posible.
4. Con un cuchillo de mesa se extiende la mezcla sobre el pollo. Se deja reposar una hora como mínimo; mejor si es toda la noche.
5. Se mete en el horno a trescientos cincuenta grados durante media hora, o hasta que al pincharlo los jugos salgan transparentes. Si la mezcla de chiles empieza a quemarse, se cubre el pollo con papel de aluminio sin apretar. Seis raciones.

Salmón al horno con alcaparras

Por persona:
1 filete de salmón (100-200 gramos)
1/2 cucharadita de salsa de soja

1/4 cucharadita de eneldo
1 cucharadita de alcaparras

1. Se calienta el horno previamente a cuatrocientos grados.
2. Se pone el salmón en una fuente para horno forrada con papel metalizado. Se cubre con la salsa de soja, el eneldo y las alcaparras.
3. Se mete al horno, sin cubrir, a cuatrocientos grados durante veinte minutos aproximadamente, dependiendo del grosor de los filetes. El pescado estará hecho cuando se haya dorado ligeramente por arriba y el interior tenga un color rosado opaco.

Salsa de tomate casera

1 cucharada sopera de aceite de oliva u otro aceite vegetal
1 cebolla mediana picada
2 dientes de ajo picados
2 tomates medianos cortados en trozos
1 lata pequeña de zumo de tomate (180 gramos)
1 cucharada sopera de albahaca
1/4 cucharadita de tomillo

1. Se pone el aceite en una sartén de hierro colado y se calienta a fuego mediano.
2. Se añaden las cebollas y se sofríe durante un par de minutos.
3. Se añade el ajo y se remueve. Se deja freír durante cinco minutos y se añaden los tomates.

4. Se añade el zumo de tomate y las hierbas y se hierve a fuego lento durante diez minutos, o hasta que los tomates estén muy blandos y la mezcla empiece a suavizarse.

SALSAS BAJAS EN CALORÍAS

Humus

1 taza de garbanzos cocidos (cocer siguiendo las instrucciones del envase, o utilice garbanzos envasados)
1 cucharada sopera de aceite de oliva
2 cucharadas soperas de zumo de limón
1-3 dientes de ajo picados
Un poco de pimienta de cayena

1. Si se utilizan garbanzos de lata, se echan en un colador y se enjuagan en agua fría.
2. Se mezclan todos los ingredientes en la batidora hasta que adquieran la consistencia de un puré suave.
3. Si se quiere una mezcla menos densa, se añaden una o dos cucharadas soperas de agua fría y se bate.

Salsa de judías blancas

1 taza de judías cocidas (prepárelas siguiendo las instrucciones del envase o utilice judías cocidas enlatadas)
1/4 taza de yogur natural
1 cucharada sopera de zumo de limón
2 cucharadas soperas de perejil picado

1. Si se utilizan judías enlatadas, se ponen en un colador y se enjuagan bajo el grifo de agua fría.

2. Se mezclan todos los ingredientes en la batidora hasta que adquieren la consistencia de un puré suave.

Salsa de mostaza y yogur

1 taza de yogur natural
2 cucharaditas de mostaza tipo Dijon
1/4 cucharadita de eneldo seco

Se meten todos los ingredientes en un recipiente y se remueve hasta que estén bien mezclados.

Sopa de brécol

Es una sopa fácil de preparar, nutritiva y baja en calorías que se puede tomar fría o caliente.

1 brécol mediano
1 cebolla mediana
4 tazas de caldo de pollo o agua
1/4 cucharadita de curry en polvo
1/2 taza de yogur

1. Se corta el brécol y la cebolla en trozos grandes.
2. Se pone en una olla grande con el caldo de pollo y se cuece a fuego lento sin tapar hasta que el brécol esté tierno (entre ocho y diez minutos).
3. Se añade el curry en polvo y se remueve.
4. Cuando la olla se haya enfriado lo bastante, se pasan los ingredientes por la batidora o la procesadora en varias veces. Se tritura hasta que adquieran la consistencia de un puré suave.

5. Se añade el yogur y se remueve. Se vuelve a calentar con cuidado si es necesario, o se deja enfriar varias horas o toda la noche para servirla fría. Cuatro raciones.

Sopa de tomates enanos

2 cestitas de 1/2 kilo de tomates enanos
1 cebolla mediana picada
2 tazas de caldo de pollo
1 taza de agua
1 cucharadita de tomillo
1/2 cucharadita de albahaca

1. Se lavan los tomates y se les quitan los tallos.
2. Se ponen los tomates en una olla junto con el resto de los ingredientes.
3. Se hierve a fuego lento, de diez a quince minutos, o hasta que la cebolla esté blanda.
4. Se pasa la mezcla por la batidora hasta obtener la consistencia de un puré. Se puede servir fría o caliente. Se adorna con una cucharada de yogur o un poco de perejil. Cuatro raciones.

Soufflé frío de café

Una solución refrescante y sabrosa para rematar una comida en verano. Las frambuesas o fresas frescas son un buen acompañamiento.

1 taza de café muy fuerte (puede hacerse con dos cucharadas soperas de café instantáneo y una taza de agua hirviendo)

1 paquete de gelatina natural
1 cucharada sopera de agua fría
1/4 taza de agua hirviendo
1 1/4 tazas de leche en polvo desnatada
6 cucharadas soperas de azúcar
1 cucharadita de vainilla
3 cucharadas soperas de ron o coñac (optativo)

1. Se enfría el café en la nevera (o en el congelador) hasta que esté totalmente frío.
2. Se mezcla la gelatina con una cucharada sopera de agua fría y se remueve.
3. Se añade un cuarto de taza de agua hirviendo y se remueve hasta disolver la gelatina. Se deja enfriar a temperatura ambiente.
4. Se pone el café helado en un cuenco y se espolvorea sobre él la leche en polvo. Se bate hasta que se espese. Se añade el azúcar poco a poco sin dejar de batir. Se rebañan bien las paredes del cuenco.
5. Se añade la vainilla, la gelatina y el ron mientras se bate. Se rebañan las paredes del cuenco y se sigue batiendo durante un minuto más.
6. Se vierte en el interior de un molde ligeramente aceitado y se guarda en la nevera durante varias horas o toda la noche. Aproximadamente diez raciones.

Tarta de arándanos

En comparación con la mayoría de las tartas, esta versión de una tarta tradicional contiene cantidades relativamente pequeñas de mantequilla, azúcar y huevos. Es facilísima de hacer y resulta un plato atractivo y sabroso para ofrecer con motivo de alguna fiesta.

1/4 taza de mantequilla
1 1/3 tazas de harina sin blanquear
2 cucharaditas de levadura
3/4 taza de azúcar
1 huevo
1/2 cucharadita de extracto de vainilla
1/2 taza de leche

Baño:
1/4 taza de mantequilla
1 taza de azúcar morena
2 tazas de arándanos frescos o congelados

1. Se calienta el horno previamente a trescientos cincuenta grados.
2. Se bate la mezcla de mantequilla, harina, levadura y azúcar.
3. Se añade el huevo, la vainilla y la leche sin dejar de batir hasta que la mezcla adquiera una consistencia muy suave.
4. Se funde un cuarto de taza de mantequilla en una sartén de hierro de veinticinco centímetros.
5. Se añade el azúcar moreno y se remueve.
6. Se retira del fuego y se distribuye uniformemente la mezcla sobre el fondo de la sartén.
7. Se ponen los arándanos por encima.
8. Se vierte la masa y se mete al horno, de veinticinco a treinta minutos.

Vinagreta

3 cucharadas soperas de aceite, preferiblemente de oliva

1 cucharada de vinagre de vino

Sal y pimienta al gusto

Se mezcla removiendo bien los ingredientes y se añade a la ensalada.

Variantes:

Se añade un diente de ajo picado muy fino.

— Se añade una cucharadita de mostaza tipo Dijon o granos de mostaza y se remueve.

— Se sustituye una de las cucharadas de aceite por una cucharada de zumo de tomate.

— Se sustituye una de las cucharadas de aceite por una cucharada de yogur.

— Se añade una cucharada de perejil fresco picado o de otras hierbas frescas.